Acerca de NCCN Guidelines for Patients®

National Comprehensive Cancer Network®

¿Sabía que los principales centros oncológicos de los Estados Unidos colaboran para mejorar la atención oncológica? Esta alianza de los principales centros oncológicos se denomina National Comprehensive Cancer Network® (NCCN®).

La atención oncológica está en cambio constante. NCCN elabora recomendaciones para la atención oncológica basadas en pruebas que utilizan los profesionales de atención médica de todo el mundo. Estas recomendaciones que se actualizan con frecuencia se denominan NCCN Clinical Practice Guidelines in Oncology (NCCN Guidelines®). NCCN Guidelines for Patients explican de manera sencilla estas recomendaciones de los expertos para las personas con cáncer y sus cuidadores.

Esta NCCN Guidelines for Patients se basa en NCCN Clinical Practice Guidelines in Oncology (NCCN Guidelines®) para pacientes con cáncer de próstata, Versión 2.2025, del 16 de abril de 2025.

Conozca cómo se desarrollan las NCCN Guidelines for Patients
NCCN.org/patient-guidelines-process

Ver NCCN Guidelines for Patients gratis en internet
NCCN.org/patientguidelines

Buscar un centro oncológico de NCCN cerca de usted
NCCN.org/cancercenters

Comuníquese con nosotros

Quiénes nos apoyan

NCCN Guidelines for Patients cuenta con el apoyo financiero de NCCN Foundation®

NCCN Foundation agradece profundamente a las siguientes empresas colaboradoras por hacer posible esta NCCN Guidelines for Patients: AstraZeneca; Ferring Pharmaceuticals; Janssen Biotech, Inc.; Novartis Pharmaceuticals Corporation y Pfizer Inc.

NCCN adapta, actualiza y aloja de forma independiente la guía de NCCN Guidelines for Patients. Nuestras empresas colaboradoras no participan en la elaboración de esta NCCN Guidelines for Patients y no se responsabilizan del contenido ni las recomendaciones que se incluyen en la presente guía.

Para hacer una donación u obtener más información, visite la página web o envíe un correo electrónico.

NCCNFoundation.org/Donate

PatientGuidelines@NCCN.org

Contenido

NCCN Foundation tiene como objetivo apoyar a los millones de pacientes y familias afectados por un diagnóstico de cáncer mediante la financiación y distribución de NCCN Guidelines for Patients. NCCN Foundation también se compromete a avanzar en los tratamientos contra el cáncer subsidiando a los médicos prometedores del país en el centro de innovación en cuanto a investigación del cáncer. Para obtener más detalles y acceder a la biblioteca completa de recursos para pacientes y cuidadores, visite NCCN.org/patients.

National Comprehensive Cancer Network (NCCN) y NCCN Foundation
3025 Chemical Road, Suite 100, Plymouth Meeting, PA 19462, EE. UU.

1

Acerca del cáncer de próstata en estadio avanzado

La próstata es una glándula ubicada en el interior de la zona pélvica. Todas las personas con próstata pueden padecer este tipo de cáncer. En este capítulo se presenta una descripción general de este cáncer frecuente.

¿Qué es el cáncer de próstata?

El cáncer de próstata es una enfermedad en la que las células de la glándula prostática crecen de manera descontrolada.

La próstata es una glándula ubicada justo debajo de la vejiga en la zona pélvica, en la parte profunda del cuerpo que se encuentra entre los huesos de la cadera. La próstata es una parte importante del sistema reproductivo masculino. Este sistema también está compuesto por el pene, las vesículas seminales y los testículos.

El cáncer de próstata es uno de los tipos de cáncer más frecuente. El cáncer es el resultado de cuando algo funciona mal en el proceso natural de las células, lo que hace que algunas de ellas crezcan de manera descontrolada.

Las células cancerosas no se comportan como las células normales. Las células cancerosas presentan cambios genéticos (mutaciones) que les permiten multiplicarse y producir muchas más células cancerosas. Las células cancerosas desplazan y eliminan las células normales. Esto puede acabar perjudicando al organismo.

Estas células cancerosas viven mucho más que las células normales. Sustituyen a las células normales y hacen que los órganos dejen de funcionar. Además, las células cancerosas también pueden extenderse fuera de la próstata a otras partes del cuerpo.

La glándula prostática es una parte importante del sistema reproductivo masculino. Está ubicada en la zona pélvica, justo debajo de la vejiga y, en general, tiene el tamaño de una pelota de ping-pong aproximadamente.

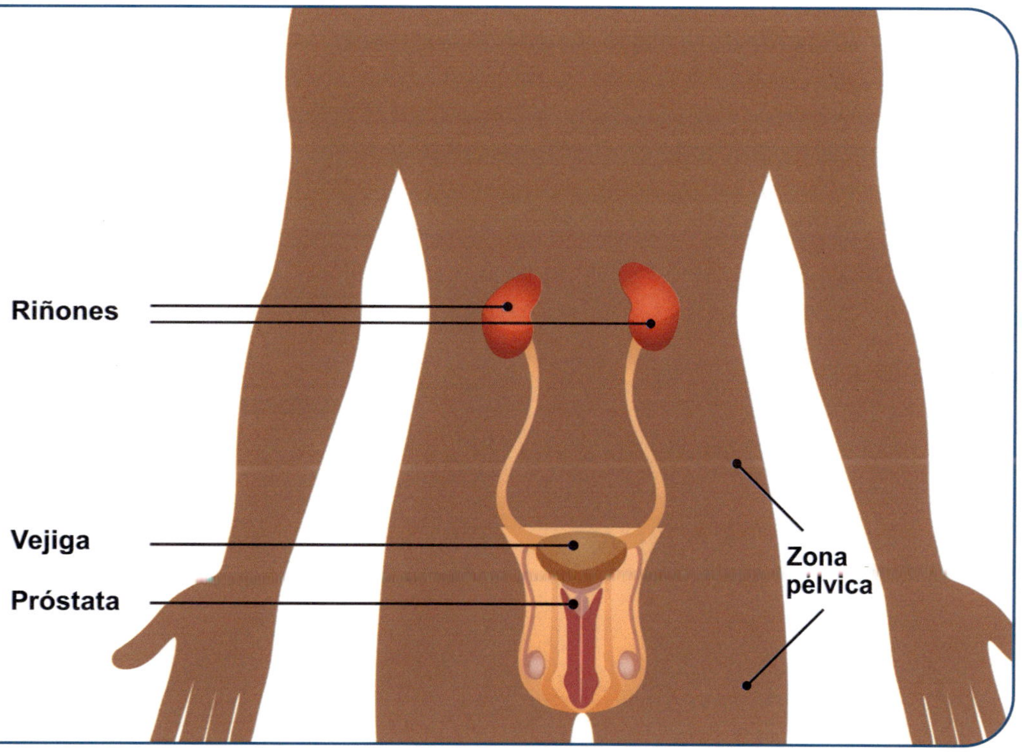

El cáncer de próstata puede ser de estadio temprano o estadio avanzado.

Estadio temprano

El cáncer de próstata en estadio temprano, también llamado cáncer de próstata localizado, no se extendió más allá de la próstata. Por lo general, el cáncer se desarrolla lentamente y permanece dentro de la glándula prostática.

Puede encontrar más información sobre el cáncer de próstata en estadio temprano en *NCCN Guidelines for Patients: Cáncer de próstata en estadio temprano* en NCCN.org/patientguidelines y en la aplicación NCCN Patient Guides for Cancer.

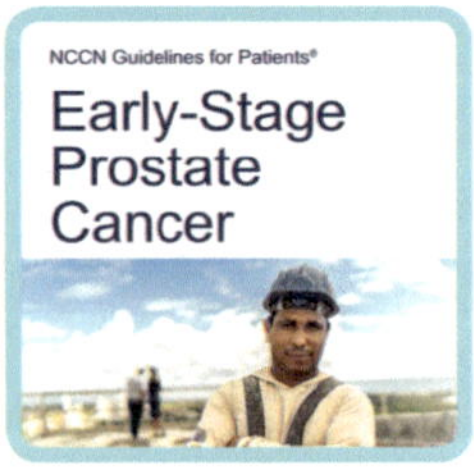

Estadio avanzado

Estadio avanzado significa que el cáncer se ha extendido fuera de la próstata a otras partes del cuerpo. Esta extensión se denomina metástasis o cáncer metastásico. El cáncer de próstata metastásico podría extenderse a los ganglios linfáticos, los huesos, el hígado, los pulmones y otros órganos.

Este libro trata sobre el cáncer de próstata en estadio avanzado.

- El cáncer que se ha extendido desde la glándula prostática hacia áreas cercanas como los ganglios linfáticos, pero no más allá, se llama **cáncer de próstata regional**. (También se llama cáncer de próstata localmente avanzado. En este libro lo llamaremos cáncer de próstata regional para evitar confusiones entre localizado y localmente avanzado).

¿Qué es el cáncer de próstata en estadio avanzado?

En el cáncer de próstata en estadio avanzado, el cáncer crece fuera de la próstata y se extiende a otras partes del cuerpo como los ganglios linfáticos distantes (imagen inferior izquierda), los huesos u órganos como el hígado o los pulmones (imagen inferior derecha). Esto se conoce también como cáncer de próstata metastásico.

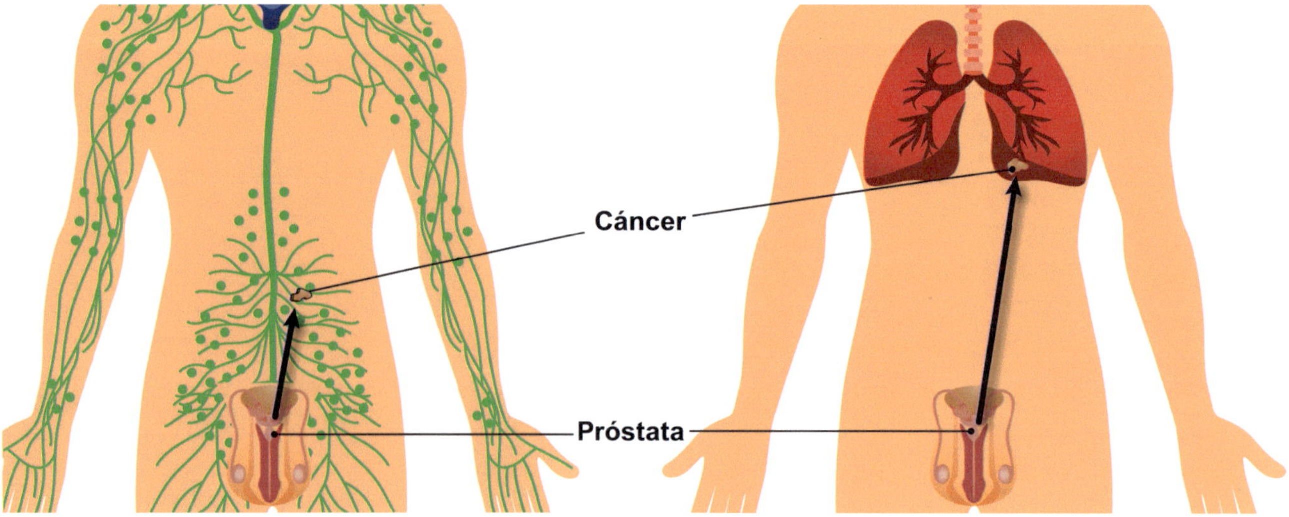

- El cáncer que se extiende más allá de la próstata a otras partes del cuerpo se llama **cáncer de próstata metastásico**.

¿Cómo se extiende el cáncer de próstata? Las células cancerosas utilizan el torrente sanguíneo como una autopista para viajar a zonas distantes del organismo. Las células cancerosas también se pueden extender a través del sistema linfático. El sistema linfático es una red de órganos y vasos que combate las infecciones y hace circular por todo el cuerpo un líquido transparente llamado linfa.

Una parte normal e importante del sistema linfático son los ganglios linfáticos. Los ganglios linfáticos son pequeños agrupamientos que combaten las enfermedades y filtran el líquido linfático para eliminar los gérmenes. Los vasos y ganglios linfáticos se encuentran en todo el cuerpo.

Algunos pacientes tienen cáncer de próstata en estadio avanzado cuando se los diagnostica por primera vez. Otros presentan cáncer en estadio avanzado después de haber recibido tratamiento para un cáncer en estadio temprano.

¿Se puede curar el cáncer de próstata?

El cáncer de próstata en estadio avanzado suele ser una enfermedad que dura toda la vida. Pero el tratamiento puede enlentecer su crecimiento, reducir los síntomas y ayudar a prolongar la vida.

Los tratamientos recomendados para el cáncer de próstata en estadio avanzado incluyen hormonoterapia, quimioterapia y tratamiento dirigido, entre otros.

Es cierto que el cáncer de próstata en estadio avanzado puede ser mortal para algunos pacientes. Pero los mejores métodos de detección y tratamientos siguen reduciendo la cantidad de muertes por cáncer de próstata. Muchas personas con cáncer de próstata en estadio avanzado siguen viviendo con el cáncer y, en definitiva, pueden morir de otra cosa.

En la actualidad, existen muchas pruebas y tratamientos nuevos para el cáncer de próstata en estadio avanzado.

Si es posible, busque atención o una segunda opinión en un centro médico especializado en cáncer de próstata.

¿Qué puede hacer para recibir la mejor atención?

Luche por usted mismo. Usted tiene un papel importante que desempeñar en su cuidado. En realidad, es más probable que obtenga la atención que desea si hace preguntas y toma decisiones compartidas con su equipo de atención médica.

Las NCCN Guidelines for Patients le ayudarán a comprender los cuidados oncológicos. Con una mejor comprensión, estará más preparado para hablar de sus cuidados con su equipo y compartir sus inquietudes. Muchas personas se sienten más satisfechas cuando desempeñan un papel activo en su atención.

Es posible que no sepa qué preguntar a su equipo de atención médica. Eso es frecuente. Cada capítulo de este libro termina con una sección importante titulada *Preguntas para hacer*. Estas sugerencias de preguntas le ayudarán a obtener más información sobre todos los aspectos de su atención.

Dé el siguiente paso y siga leyendo para saber cuál es el mejor cuidado para usted.

¿Qué contiene este libro?

En este capítulo, se ofrece una breve descripción general del cáncer de próstata en estadio avanzado. En otros capítulos de este libro, se explica lo siguiente:

- Síntomas y factores de riesgo del cáncer de próstata.
- Estudios para diagnosticar el cáncer de próstata en estadio avanzado.
- Diferentes tratamientos y lo que hacen (hormonoterapia y otros tratamientos).
- Tratamientos para el cáncer de próstata regional y metastásico.
- Pruebas después del tratamiento.
- Tratamientos si el cáncer regresa.
- Cuidados después del tratamiento del cáncer.

Por qué debería leer este libro

Tomar decisiones sobre la atención oncológica puede ser estresante. Es posible que tenga que tomar decisiones difíciles bajo presión sobre opciones complejas.

Las NCCN Guidelines for Patients son confiables tanto para los pacientes como para los proveedores de atención médica. En ellas, se explican con claridad las recomendaciones de atención actuales formuladas por respetados expertos en la materia. Las recomendaciones se basan en las investigaciones más recientes y prácticas de los mejores centros oncológicos.

La atención oncológica no es igual para todas las personas. Si sigue las recomendaciones de los expertos para su situación, tendrá más probabilidades de mejorar su atención y obtener mejores resultados. Utilice este libro como guía para encontrar la información que necesita para tomar decisiones importantes.

2

Síntomas y factores de riesgo

Las personas con cáncer de próstata suelen preguntarse cómo lo desarrollaron. Quienes investigan el cáncer no saben exactamente qué hace que las células prostáticas se vuelvan cancerosas, pero hay ciertos factores que pueden aumentar el riesgo. Las personas con cáncer de próstata suelen tener uno o más de estos factores de riesgo.

¿Cuáles son los síntomas del cáncer de próstata?

El cáncer de próstata suele crecer lentamente y no presenta síntomas durante mucho tiempo. No es necesario tener síntomas para tener cáncer de próstata.

Los síntomas, si se presentan, pueden incluir lo siguiente:

- Dificultad para orinar o vaciar la vejiga.
- Necesidad de orinar con mucha frecuencia.
- Sangre en la orina o en el semen.
- Ardor o dolor al orinar.
- Pérdida de peso inexplicable.
- Dolor de huesos, cadera o espalda.

Es importante saber que el cáncer de próstata tiene muchos de los mismos síntomas que una afección llamada agrandamiento de la próstata (también conocida como hiperplasia prostática benigna o HPB). El agrandamiento de la próstata puede hacer presión en la vejiga y comprimir la uretra. Esto enlentece el flujo de la orina y puede causar la sensación de que no ha vaciado completamente la vejiga.

La HPB es mucho más habitual que el cáncer de próstata. Es difícil distinguir entre las dos afecciones con los síntomas únicamente. Pero si presenta alguno de los síntomas, asegúrese de decírselo a sus profesionales de atención médica. Algunos síntomas de la HPB incluyen tener problemas para orinar o dificultad para retener la orina, dolor u otra sensación en la ingle o pelvis, disfunción eréctil (dificultad para lograr una erección) o dolor al eyacular.

¿Por qué tengo cáncer de próstata?

Muchas personas con cáncer de próstata se preguntan de dónde vino y cómo lo contrajeron. Los investigadores del cáncer no saben qué hace que las células prostáticas crezcan de manera descontrolada (se conviertan en células cancerosas). La realidad es que todas las personas con próstata corren el riesgo de padecer este tipo de cáncer.

Varios factores se relacionan con un mayor riesgo de cáncer de próstata. Estos se llaman factores de riesgo. Un factor de riesgo es algo que aumenta las probabilidades de tener cáncer. Los factores de riesgo no causan cáncer de próstata necesariamente, pero las personas con cáncer de próstata suelen tener uno o más de estos factores de riesgo:

Edad

El factor de riesgo más importante del cáncer de próstata es la edad. El cáncer de próstata suele diagnosticarse en personas mayores de 65 años. Su probabilidad de tener cáncer de próstata aumenta a medida que envejece.

¿Dónde se encuentra la próstata?

La próstata es una glándula ubicada en la zona pélvica, la zona que se encuentra entre las caderas. La próstata es importante para la reproducción sexual.

Próstata: glándula del sistema reproductivo masculino. Una glándula es un órgano que produce fluidos o sustancias químicas que el cuerpo necesita. La glándula prostática produce un líquido que nutre el esperma y facilita su transmisión. Además, la próstata contiene músculos que ayudan a impulsar el semen a través de la uretra durante la eyaculación.

Semen: fluido compuesto por líquidos de la próstata y las vesículas seminales como también espermatozoides de los testículos. Durante la eyaculación, el semen se libera del cuerpo a través de la uretra y sale al exterior a través del pene.

Uretra: tubo que transporta la orina desde la vejiga y fuera del cuerpo. La próstata envuelve la uretra justo debajo de la vejiga.

Vesículas seminales: dos glándulas que producen y almacenan otra parte del fluido que se transforma en semen. Las vesículas seminales se encuentran arriba de la próstata y detrás de la vejiga.

Vejiga: órgano que retiene la orina.

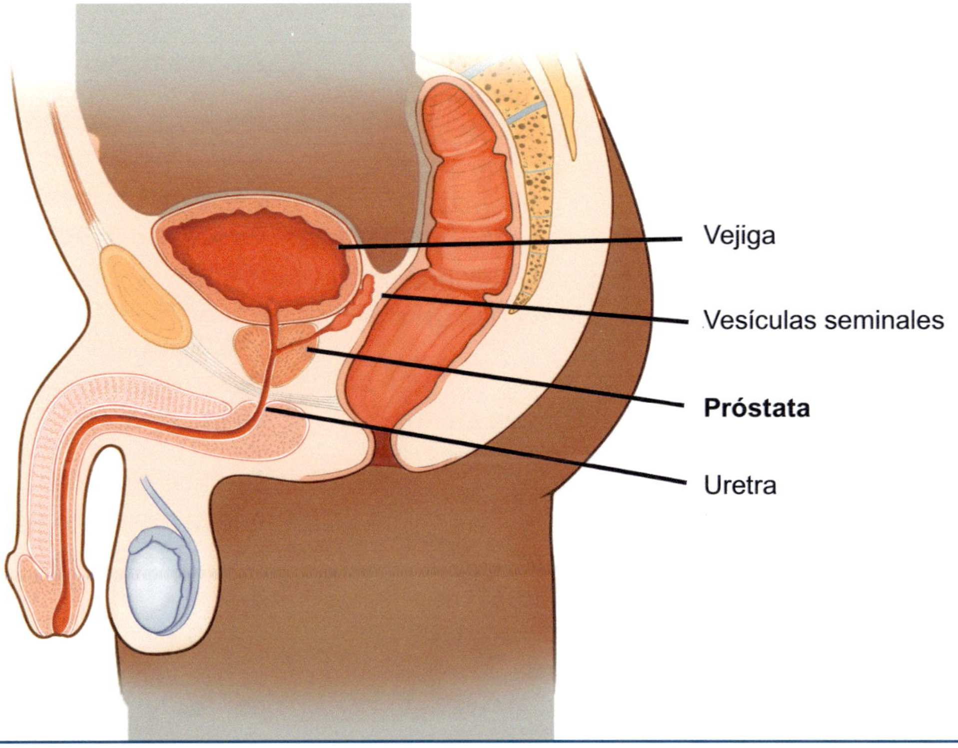

Antecedentes familiares

Los antecedentes familiares son información sobre las enfermedades y afecciones de salud de su familia. Reflejan un patrón de determinadas enfermedades en los integrantes de la familia. Tener un pariente cercano con cáncer de próstata (un hermano o padre) aumenta la probabilidad de tenerlo.

Las personas con antecedentes familiares de ciertos tipos de cáncer (mama, ovario, colon, páncreas y otros) también pueden tener mayor riesgo de padecer cáncer de próstata.

Factores genéticos

Si hay muchos casos de cáncer en su familia, pueden realizarse análisis genéticos para detectar cambios genéticos específicos relacionados con el cáncer de próstata y otros tipos de cáncer. Por ejemplo, tener un cambio genético hereditario en el gen *BRCA2* aumenta el riesgo de padecer cáncer de próstata.

Raza

En los Estados Unidos, los hombres de raza negra tienen más probabilidades de presentar cáncer de próstata que los hombres de raza blanca. Es más probable que el cáncer de próstata en los hombres de raza negra se presente a una edad más temprana y sea más agresivo y avanzado cuando se lo diagnostica. Los hombres de raza negra también tienen el doble de probabilidades de morir de cáncer de próstata que los hombres de raza blanca.

El cáncer de próstata se diagnostica con menos frecuencia en hombres hispánicos y asiáticos que en los hombres de raza negra y blanca.

Hay varios puntos que contribuyen con estas diferencias, como barreras para acceder a la atención médica (incluida la detección temprana), factores biológicos y genéticos, y otras causas. Los investigadores intentan comprender las razones de estas diferencias y qué se puede hacer para mejorar los resultados.

A la luz de estas cuestiones, se recomienda que los hombres de raza negra consulten con sus profesionales de atención médica sobre la posibilidad de someterse a pruebas de detección antes de lo recomendado y, tal vez, más seguido en comparación con otros hombres con un riesgo promedio.

¿Qué significa agresivo?

Cuando los profesionales de atención médica describen el cáncer como agresivo, esto significa que es probable que el cáncer crezca o se extienda más rápidamente que el promedio.

El término "agresivo" también se puede utilizar para describir el tratamiento que podría ser más fuerte o más intenso que otras opciones de tratamiento.

Alimentación y estilo de vida

No se ha demostrado que ningún tipo de alimentación cause el cáncer de próstata ni lo prevenga. Sin embargo, se ha relacionado la ingesta de alimentos con mucha grasa, como la carne y los productos lácteos, con un mayor riesgo de padecer cáncer de próstata. El tabaquismo y la obesidad también aumentan los riesgos de desarrollar cáncer de próstata y morir por esta enfermedad.

En cambio, quienes comen más fruta y verdura tienen menos riesgo de desarrollar un cáncer de próstata en estadio avanzado. Mantener un peso corporal saludable con una buena alimentación y ejercicio puede desacelerar el crecimiento del cáncer de próstata y disminuir su riesgo de morir por causa de este.

Puntos clave

- Todas las personas con próstata tienen riesgo de tener este tipo de cáncer.
- En el cáncer de próstata en estadio avanzado, el cáncer se ha extendido fuera de la próstata a otras partes del cuerpo. Esta extensión se llama metástasis.
- El cáncer de próstata en estadio avanzado suele ser una enfermedad que dura toda la vida. El tratamiento puede ralentizar su crecimiento, reducir los síntomas y ayudar a prolongar la vida de las personas.
- La edad es el factor de riesgo principal del cáncer de próstata. A medida que envejece, su probabilidad de tener cáncer de próstata aumenta.
- Tener un pariente cercano con cáncer de próstata significa que usted mismo tiene más probabilidades de tenerlo.
- Las personas con antecedentes familiares de otros tipos de cáncer también pueden tener un mayor riesgo de padecer cáncer de próstata.

Preguntas para hacer

- Si no tengo ningún síntoma, ¿necesito algún tratamiento?
- ¿Por qué tengo cáncer de próstata si no tengo ninguno de los factores de riesgo?
- ¿Mi cáncer de próstata es hereditario?
- Si tengo un familiar con cáncer de mama, ¿cómo aumenta esto mi riesgo de padecer cáncer de próstata?
- ¿Qué probabilidades hay de que el cáncer de próstata se haya extendido a otras partes del cuerpo?

“Es normal tener días malos, pero no se dé por vencido. La actitud positiva ayuda mucho”.

3

Estudios para detectar el cáncer de próstata

Se necesitan varios estudios para diagnosticar el cáncer de próstata y determinar qué tan avanzado está. Los resultados de estos estudios ayudarán a sus profesionales médicos a planificar el mejor tratamiento para usted.

Los profesionales de atención médica usan una variedad de estudios para detectar el cáncer de próstata y para determinar el estadio.

Las pruebas se utilizan para planificar el tratamiento, comprobar qué tan bien funciona el tratamiento y controlar su salud después de completarlo.

Este capítulo le servirá para saber qué estudios pueden hacerle y qué debe esperar al realizarse cada uno de ellos. No todas las personas con cáncer de próstata se someterán a todos los estudios que se mencionan aquí.

Estudios habituales de la próstata

Los estudios habituales de la próstata se utilizan para detectar la posibilidad de cáncer de próstata en personas no diagnosticadas. También se utilizan para examinar y controlar el cáncer de próstata en pacientes que han sido diagnosticados.

Dos de los estudios habituales son la prueba de antígeno prostático específico (PSA) y el examen de tacto rectal.

Análisis de PSA

Es un análisis de sangre que mide el nivel de PSA en el torrente sanguíneo. El PSA es una proteína que se produce dentro de la próstata. Su función es ayudar al semen a transportar los espermatozoides. Todas las células prostáticas, tanto las normales como las cancerosas, producen PSA.

Análisis de PSA

El antígeno prostático específico (PSA) es una proteína que se produce dentro de la glándula prostática. Si hay algún problema con la próstata, esta puede producir más PSA. Un nivel inusualmente alto de PSA en la sangre podría ser un indicio de cáncer de próstata.

Pero un nivel alto de PSA no significa automáticamente que tiene cáncer de próstata. En cambio, es una señal de advertencia de que es posible que necesite realizarse más estudios.

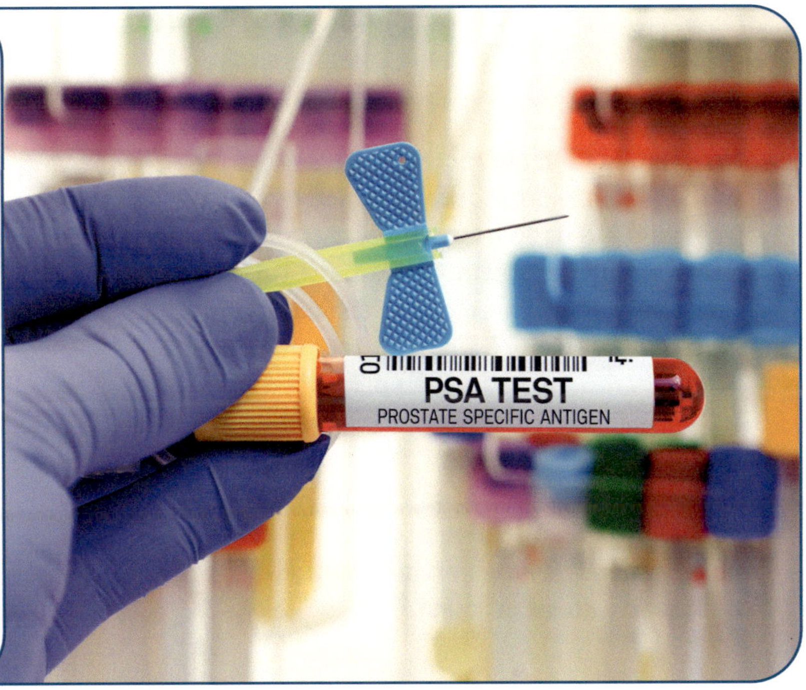

Si hay algún problema con la próstata, como el cáncer de próstata, la próstata puede producir más PSA. Si bien la mayor parte del PSA se encuentra en el semen, también llega un poco de este al torrente sanguíneo.

Un nivel inusualmente alto de PSA en la sangre podría ser un indicio de cáncer de próstata. Del mismo modo, si el PSA aumenta después del tratamiento, esto puede indicar que está perdiendo eficacia.

Sin embargo, la edad y otros factores —como el agrandamiento de la próstata o una infección de las vías urinarias— también pueden causar un aumento de los niveles de PSA. Esto significa que el análisis de PSA por sí mismo no puede brindar un diagnóstico de cáncer de próstata. Es por ello que el análisis de PSA suele acompañarse con estudios de diagnóstico por imágenes o un tacto rectal, o ambos, para decidir si se debe realizar una biopsia.

El nivel de PSA (también llamado PSA total) se mide en nanogramos de PSA por mililitro (ng/ml) de sangre.

Examen de tacto rectal

El examen de tacto rectal (también llamado examen de próstata) puede ser un estudio incómodo y molesto. Pero es la manera más simple y más directa de comprobar el tamaño y la textura de la próstata.

Para esta prueba, el médico introduce un dedo cubierto por un guante en el recto para palpar la próstata y detectar si hay signos de cáncer. Una próstata con partes irregulares o endurecidas podría indicar la presencia de un tumor.

Sin embargo, no se pueden palpar todas las partes de la próstata durante el examen de tacto rectal. Por ello, se suele acompañar con un análisis de PSA y evaluar otros factores, como su edad, raza, antecedentes familiares, etc., para determinar si necesita otros estudios.

Examen de tacto rectal

Un examen de tacto rectal es un procedimiento en el que el médico introduce un dedo a través del recto para palpar la próstata. Una próstata con partes irregulares o endurecidas podría indicar la presencia de un tumor. Sin embargo, no se pueden palpar todas las partes de la próstata durante este examen. Por lo tanto, se utilizan otras pruebas, como el nivel de PSA y los estudios de diagnóstico por imágenes, para obtener una imagen más completa de la salud de su próstata.

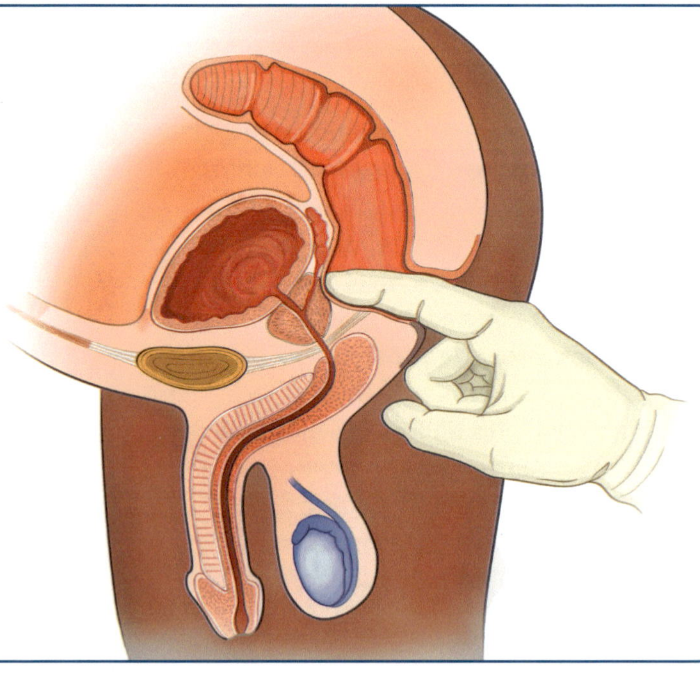

Pruebas médicas generales

Antecedentes médicos

Su equipo de atención médica necesita contar con toda su información de salud. Le preguntará por los problemas de salud y tratamientos que ha tenido en su vida. Prepárese para hablar de las enfermedades o lesiones que ha tenido y cuándo ocurrieron. Además, informe a su equipo de atención médica sobre cualquier síntoma que tenga.

Lleve una lista de los medicamentos que toma habitualmente, incluso los de venta libre, las hierbas medicinales o los suplementos. Algunos de ellos (como la palma enana americana, la hierba de San Juan o la finasterida [Propecia] para la pérdida de cabello) pueden causar cambios en sus niveles de PSA; por eso, su profesional médico debe saber si los está tomando.

Antecedentes familiares

Al igual que otras enfermedades, algunos tipos de cáncer pueden ser hereditarios.

El equipo de atención médica le preguntará sobre los antecedentes médicos de sus familiares consanguíneos. Esta información se llama antecedentes familiares.

Es importante preguntarles a los parientes de ambos lados de la familia sobre todos los antecedentes de cáncer, no solo de cáncer de próstata. Pregunte a sus familiares si algún pariente ha tenido cáncer, a qué edad se le diagnosticó y si alguien murió a causa de ello.

Pregunte también a sus familiares por otros problemas de salud, como enfermedades cardíacas, accidentes cerebrovasculares y diabetes. Comparta esta información y cualquier cambio en los antecedentes familiares con su equipo de atención médica.

Síntomas y calidad de vida

Su profesional médico le hará una serie de preguntas sobre los síntomas que pueda tener (como orinar con frecuencia, dificultad para orinar o defecar, o problemas sexuales). También le preguntará cómo afectan estos síntomas su calidad de vida.

Cuando acuda a una consulta médica, hágalo acompañado por alguien que escuche, haga preguntas y escriba las respuestas.

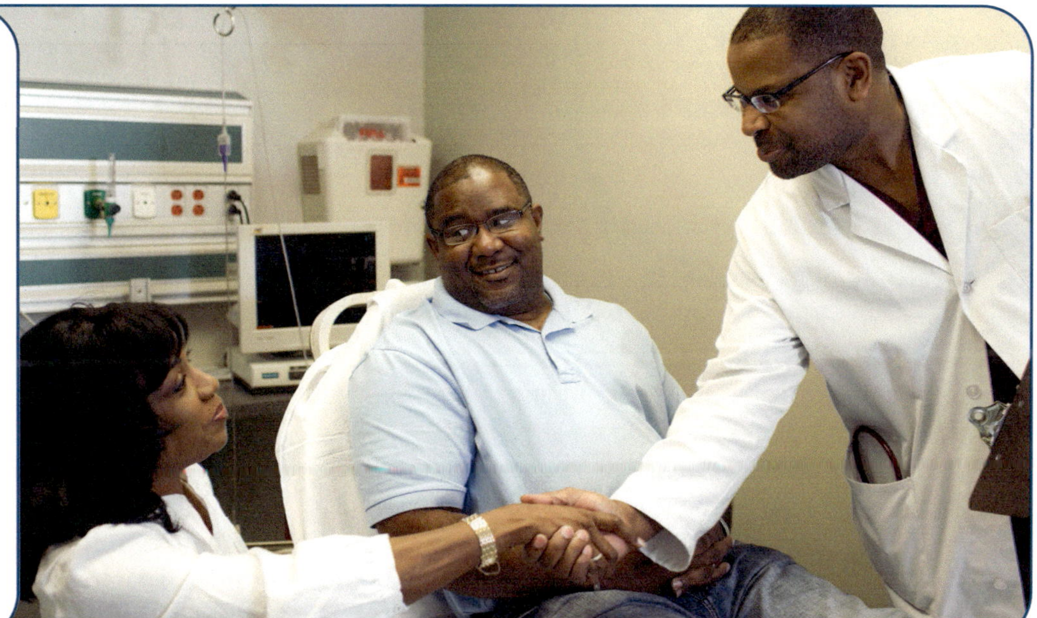

La calidad de vida se refiere a su satisfacción general con respecto a su bienestar y su capacidad para participar en actividades cotidianas. Es importante responder a todas estas preguntas de manera honesta y completa para que su equipo de atención médica pueda realizar una evaluación total y actualizada de su estado.

Análisis de sangre y orina

Para realizar un análisis de sangre, se introduce una aguja en la vena del brazo a fin de extraer una muestra de sangre. La muestra se examina en un laboratorio donde se estudian las células, proteínas y otros componentes de la sangre para detectar si hay signos de la enfermedad u otras afecciones.

Si su nivel de PSA es alto, puede que deba realizarse otros análisis de sangre u orina.

Estudios de diagnóstico

Los estudios de diagnóstico se utilizan para confirmar que usted tiene cáncer. También se utilizan para averiguar si el cáncer es localizado o avanzado. Pueden ayudar a planificar el tratamiento después del diagnóstico y a detectar si el cáncer sigue creciendo o extendiéndose después del tratamiento.

Incluyen estudios de diagnóstico por imágenes, biopsias y estudios genéticos.

Estudios de diagnóstico por imágenes

En los estudios de diagnóstico por imágenes, se toman fotografías (imágenes) del interior del cuerpo. Las imágenes pueden revelar la presencia de cáncer, su tamaño, ubicación y otras características como el tamaño de la próstata propiamente dicha. Las imágenes pueden mostrar dónde comenzó el cáncer (tumor primario) y si se ha extendido (hizo metástasis).

Después de realizar el estudio, un radiólogo estudiará las imágenes. Un radiólogo es un experto en la lectura de estudios de diagnóstico por imágenes. El radiólogo enviará los resultados a su equipo de atención médica. Esta información ayuda a planificar los siguientes pasos de su tratamiento. Su equipo analizará los resultados con usted. No olvide preguntar cualquier duda que tenga.

¿Quién forma parte de su equipo de atención médica?

El tratamiento del cáncer de próstata requiere un abordaje en equipo. Algunos integrantes del equipo de atención médica lo acompañarán durante todo el tratamiento, en tanto otros estarán presentes durante ciertos momentos.

Los miembros de su equipo deben comunicarse entre sí y trabajar juntos para aportar los mejores conocimientos de cada especialidad.

Los miembros principales de su equipo deben incluir especialistas en cáncer de próstata, como un urólogo, un radiooncólogo y un médico oncólogo.

Otros miembros que suelen conformar el equipo incluyen a su médico de cabecera, enfermero, fisioterapeuta, asistente médico, profesional de la salud mental, nutricionista o dietista, asesor genético, farmacéutico, orientador de pacientes, trabajador social, sexólogo, entre otros.

Los estudios de diagnóstico por imágenes pueden hacerse antes, durante o después de la biopsia. Estos estudios también se pueden utilizar después del tratamiento para determinar si funcionó y comprobar si el cáncer ha regresado.

Entre los métodos de estudios por imágenes para el cáncer de próstata se incluyen RM, TC, TEP, ecografía, gammagrafía ósea, o una combinación de ellas.

RM

La exploración por resonancia magnética (RM) usa ondas sonoras e imanes potentes para ofrecer una imagen detallada del cáncer dentro de la próstata. También se usa para determinar si el cáncer se ha extendido a los ganglios linfáticos cercanos o a los huesos de la pelvis.

La RM suele realizarse antes de la biopsia para determinar las áreas sospechosas en la próstata que serán el objetivo de la biopsia.

Con más frecuencia, se utiliza después del diagnóstico para determinar si el cáncer ha avanzado fuera de la próstata o ha llegado a los ganglios linfáticos. Las exploraciones por RM también pueden ayudar a planificar el tratamiento y se utilizan después del tratamiento para comprobar si el cáncer ha regresado (recidiva).

Como la RM usa imanes, no puede llevar ningún objeto metálico (como teléfono, alhajas, reloj pulsera o cinturón con hebillas metálicas) a la sala de diagnóstico por imágenes.

TC

La exploración por tomografía computarizada (TC o TAC) toma muchas radiografías del cuerpo desde distintos ángulos. Una computadora combina todas las radiografías para obtener una serie de imágenes de sección transversal.

Una exploración por TC se utiliza con mayor frecuencia después del diagnóstico para determinar la extensión del cáncer en el cuerpo (el estadio del cáncer).

Exploración por TEP

La exploración por tomografía por emisión de positrones (TEP) resalta las células del cuerpo que pueden ser cancerosas. Es posible que le hagan una exploración por TEP después del diagnóstico para determinar la extensión del cáncer o para ver si ha hecho metástasis. Este estudio también puede mostrar si el tratamiento está funcionando.

La exploración por TEP requiere inyectar una sustancia radioactiva llamada radiomarcador en el torrente sanguíneo. Este se dirige a las células cancerosas, que aparecen como puntos brillantes en la exploración.

Dado que la TEP utiliza un método diferente, suele combinarse con otros tipos de estudios de diagnóstico por imágenes, como la TC o la RM, para obtener una imagen aún más detallada. Estos métodos de estudio combinados se llaman TEP/TC o TEP/RM.

TEP-PSMA

Las exploraciones por TEP utilizan distintos tipos de marcadores. El marcador más común en el cáncer de próstata localiza una proteína denominada antígeno de membrana específico de la próstata (PSMA) en la superficie de las células cancerosas de la próstata. Las células del cáncer de próstata pueden producir mucho PSMA, por lo que se desarrollaron marcadores que se dirigen a esa proteína específica.

No todas las personas con cáncer de próstata necesitan una exploración por TEP-PSMA. Se utiliza principalmente para controlar la recidiva del cáncer de próstata. También se utiliza para determinar si el tratamiento dirigido puede tratar determinados casos de cáncer de próstata metastásico.

Gammagrafía ósea

La gammagrafía ósea puede detectar si el cáncer se ha extendido a los huesos. Este estudio se puede usar si tiene dolor en los huesos, si tiene un alto riesgo de metástasis óseas o si hay cambios en ciertos resultados del estudio. Es posible que también se utilicen gammagrafías óseas para controlar qué tan bien funciona el tratamiento.

Una gammagrafía ósea utiliza un radiomarcador para tomar imágenes del interior de los huesos. Antes de que se tomen las imágenes, se inyectará el radiomarcador en el torrente sanguíneo.

Una cámara especial tomará imágenes del radiomarcador en los huesos. Las zonas con daño óseo absorben más radiomarcador que los huesos sanos. El daño óseo puede producirse por el cáncer, el tratamiento contra el cáncer u otros problemas de salud. Estas zonas dañadas aparecen como puntos brillantes en las exploraciones.

Ecografía

La ecografía se utiliza habitualmente para guiar la biopsia de la próstata. Esto se denomina ecografía transrectal (TRUS).

Durante una biopsia, se introduce una sonda ecográfica en el recto. La sonda tiene el tamaño de un dedo aproximadamente. El dispositivo utiliza ondas sonoras de alta energía para crear una vista de la próstata desde el interior del cuerpo.

Estas imágenes permiten al médico cirujano extraer una pequeña muestra de la próstata sin necesidad de realizar una incisión en el abdomen.

En algunos centros, las imágenes de RM guardadas pueden combinarse con ecografías en tiempo real para obtener una vista más detallada que permita realizar una biopsia más precisa. Esto se llama fusión de imágenes RM-TRUS.

Exploración por TEP

La exploración por tomografía por emisión de positrones (TEP) resalta las células del cuerpo que pueden ser cancerosas. La exploración por TEP se utiliza después de que haber sido diagnosticado para determinar la extensión del cáncer o para ver si ha hecho metástasis. Este estudio también puede mostrar si el tratamiento está funcionando.

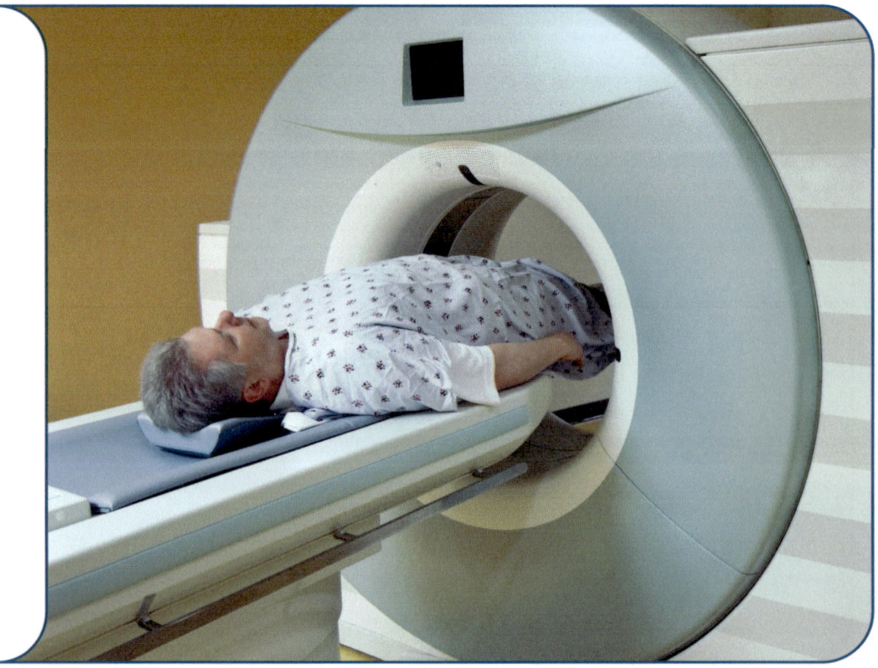

Biopsia

Una biopsia es un procedimiento en el que se extrae una muestra de células, fluido o tejido del cuerpo y se analiza para detectar cáncer. Es la principal forma de confirmar si tiene cáncer.

Es posible que se tome una muestra de biopsia de la próstata, de la metástasis (una zona cancerosa que se ha extendido fuera de la próstata) o, a veces, de ambas.

Biopsia de la próstata

Para este procedimiento, se debe acostar de lado con las rodillas dobladas o de espaldas con las piernas elevadas. Se le administrará anestesia para dormirlo o para adormecer el dolor.

Su médico u otro profesional de la salud le insertará una sonda lubricada por el recto. La sonda proporciona imágenes que permiten al médico ver la próstata dentro del cuerpo.

Luego se insertará una aguja hueca a través del perineo (la piel entre el ano y el escroto) o a través del recto hasta la glándula prostática.

Cuando se retire la aguja, se extraerá una pequeña muestra de tejido prostático llamada cilindro tisular. La muestra del cilindro tisular tiene aproximadamente el ancho de un escarbadientes y la longitud de una pasa de uva.

Por lo general, su médico tomará al menos 12 muestras de cilindros tisulares aleatorias de diferentes partes de la próstata o varias muestras específicas de áreas sospechosas de la próstata identificadas en la RM. Analizar diferentes zonas proporciona una evaluación más completa del cáncer en toda la glándula.

Una vez extraídas las muestras de la biopsia, un especialista llamado anatomopatólogo las examinará con un microscopio y realizará pruebas para detectar células cancerosas. El anatomopatólogo determina cuántos cilindros tisulares presentan cáncer y también mide el porcentaje de cáncer en cada uno de ellos.

Con esta información, el anatomopatólogo puede estimar la cantidad de cáncer en la próstata y lo agresivo que puede ser. Además, al saber dónde se tomó cada cilindro tisular, el anatomopatólogo

Biopsia de la próstata

En una biopsia se extrae una muestra de tejido para detectar si hay cáncer. Esta imagen representa una biopsia transperineal, en la que se introduce una aguja en la próstata a través del perineo. La sonda ecográfica, que se introduce a través del recto, ayuda al médico a guiar la aguja hacia la próstata. La exploración por RM de la próstata se puede combinar con la ecografía para ofrecer una imagen bien precisa del cáncer.

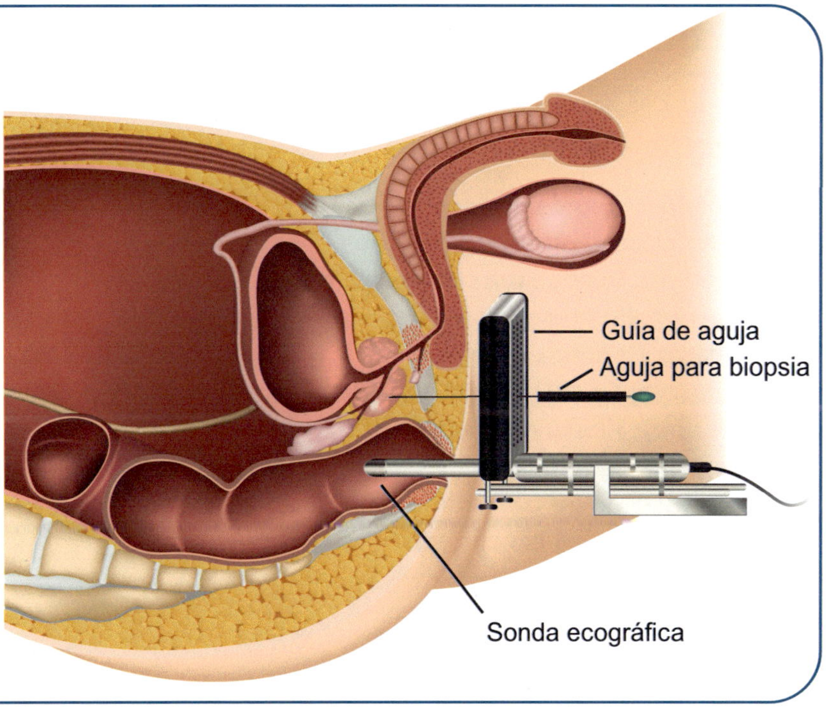

puede saber si el cáncer se concentra en una determinada sección de la próstata.

El anatomopatólogo vuelca estos resultados en un informe. Pida a su profesional médico o a otro miembro de su equipo de atención médica que revise el informe anatomopatológico con usted.

Biopsia de la metástasis

La biopsia de una metástasis puede tomarse del tejido tumoral de un ganglio linfático, un órgano interno o un hueso. Esta biopsia se realiza de forma similar a la biopsia de próstata, utilizando una aguja hueca para extraer cilindros tisulares.

A veces se toma una muestra de sangre, también llamada biopsia líquida, para buscar células cancerosas en la sangre.

Hacerse una biopsia puede causar complicaciones. Una complicación es un resultado no deseado ni previsto de un procedimiento. Las complicaciones pueden incluir infección, sangrado del recto o presencia de sangre en la orina, las heces o el semen. Suelen desaparecer después de unos días. La sangre en el semen puede tardar más tiempo en desaparecer.

También es importante saber que una biopsia no hará que el cáncer de próstata se extienda o empeore.

Pruebas de biomarcadores

Un biomarcador es algo que se encuentra en su cuerpo que se puede medir para evaluar su salud. En la atención oncológica, se puede utilizar un biomarcador para abordar el cáncer. Ciertas mutaciones (cambios) en el ADN del tumor son biomarcadores.

Las pruebas de biomarcadores buscan estos cambios. Cuando es posible, las pruebas de biomarcadores se realizan en un fragmento de tejido tumoral extraído durante una biopsia o cirugía. Si esto no es posible, se puede analizar una muestra de sangre.

Es importante destacar que las pruebas de biomarcadores pueden ayudar a orientar el tratamiento. Permiten determinar si el cáncer de una persona presenta una mutación que pueda tratarse con un tratamiento que aborde esa mutación específica.

Biopsia de la metástasis

El cáncer de próstata puede hacer metástasis en los ganglios linfáticos, los huesos o los órganos internos. En la biopsia de una metástasis (como la que se ve aquí, tomada del hígado) se utiliza una aguja hueca para extraer un pequeño cilindro tisular. El tejido se analiza en un laboratorio para detectar células cancerosas.

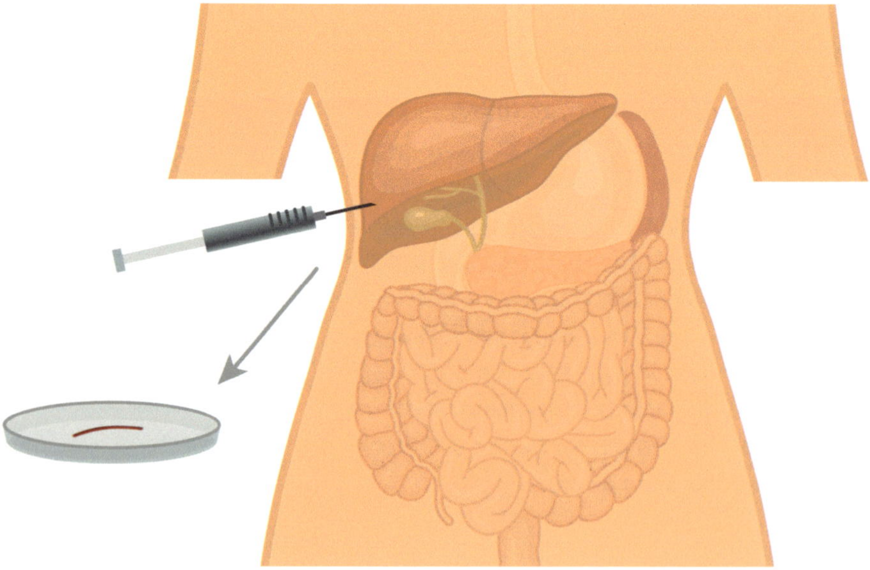

Las pruebas de biomarcadores también pueden identificar si el cáncer tiene un riesgo mayor o menor de crecer y extenderse. Si el cáncer es de bajo riesgo, es posible posponer el tratamiento, lo que también evita complicaciones y efectos secundarios relacionados. Si el cáncer es de alto riesgo, su profesional médico podría recomendar iniciar el tratamiento a la brevedad.

El tratamiento dirigido a biomarcadores se trata en el *Capítulo 4: Tratamientos para el cáncer de próstata.*

Las pruebas de biomarcadores son diferentes de los análisis genéticos. Las pruebas de biomarcadores buscan mutaciones somáticas. Las mutaciones somáticas (o adquiridas) se producen a lo largo de la vida y no se transmiten de padres a hijos. Los análisis genéticos se utilizan para detectar mutaciones de la línea germinal (hereditarias), que se transmiten de padres a hijos.

Análisis genéticos para el riesgo hereditario

La mayoría de los cánceres de próstata no son hereditarios. Sin embargo, si tiene antecedentes familiares de ciertos tipos de cáncer o si tiene cáncer de próstata en estadio avanzado o de riesgo más alto, su profesional médico podría sugerirle análisis genéticos para determinar si tiene riesgo de cáncer de la línea germinal (hereditario).

Su profesional médico puede hablar con usted sobre los estudios o derivarlo a un asesor genético. Un asesor genético es un experto especialmente capacitado en enfermedades genéticas. Un asesor genético puede ayudarlo a decidir si es un buen candidato para realizarse análisis genéticos, incluso si su riesgo es lo suficientemente alto como para justificarlos. También puede interpretar los resultados de estas pruebas.

Para obtener información sobre los análisis genéticos del cáncer de próstata hereditario, consulte *NCCN Guidelines for Patients: Análisis genéticos para cáncer hereditario de mama, ovario, páncreas y próstata* en NCCN.org/patientguidelines y en la aplicación NCCN Patient Guides for Cancer.

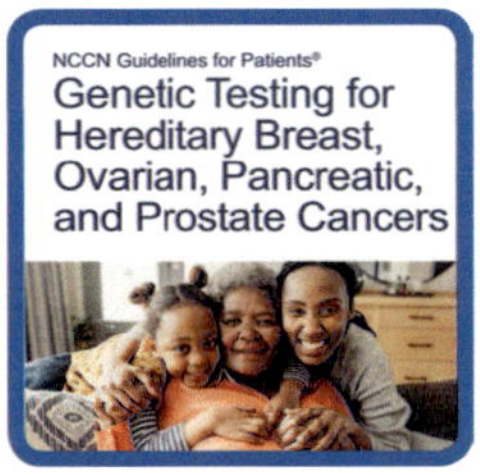

Estadificación tumoral

Los tumores tienen formas y tamaños diferentes. Por eso no es fácil comparar un tumor con otro. Para resolver este problema, los expertos en oncología crearon el sistema tumor, ganglio, metástasis (TNM) para describir cualquier tumor prostático. Este sistema se basa en los resultados de las exploraciones por imágenes, las biopsias y los análisis de sangre.

En este sistema, las letras T, N y M (tumor, ganglio y metástasis) representan diferentes áreas del crecimiento del cáncer.

- **T (tumor):** describe el tamaño del tumor principal (primario) y si se extendió fuera de la próstata.
- **N (ganglio [node, en inglés]):** identifica si el cáncer se ha extendido a los ganglios linfáticos cercanos.
- **M (metástasis):** indica si el cáncer se ha extendido (ha hecho metástasis) a otras partes del cuerpo fuera de la zona pélvica.

Su médico asignará un número a cada letra, en función de los resultados de sus estudios. Cuanto más grande sea el tumor o cuanto más se haya extendido el cáncer, mayor será el número. Estas puntuaciones se combinan para asignar un "estadio" al cáncer.

La estadificación es una manera de describir la cantidad del cáncer en el cuerpo y el grado de extensión. Se realiza cuando recibe el diagnóstico inicial. Conocer el estadio es importante para predecir el curso de la enfermedad y para preparar un plan de tratamiento.

Las mediciones y evaluaciones que no se tratan en este libro incluyen la densidad del PSA, la puntuación de Gleason, el grupo de grados y los grupos de riesgo. Para obtener más información al respecto, consulte *NCCN Guidelines for Patients*: *Cáncer de próstata en estadio temprano,* disponible en NCCN.org/patientguidelines y en la aplicación NCCN Patient Guides for Cancer.

Cómo leer la puntuación TNM

Supongamos que a su cáncer de próstata se le asigna una puntuación TNM de T4, N1, M1. Esta puntuación significa que el tumor ha crecido fuera de la glándula prostática (T4) y se ha extendido a los ganglios linfáticos cercanos (N1) y a una o más partes distantes del cuerpo (M1).

¿Por qué es importante conocer la puntuación TNM? En primer lugar, le permite conocer la extensión de su cáncer. También ayuda a predecir su riesgo de que el cáncer se extienda. Su nivel de riesgo ayuda a indicar el tratamiento más adecuado para usted.

¿Cuál es el siguiente paso?

Después de realizarse los estudios y de recibir el diagnóstico de cáncer de próstata, su equipo de atención médica trabajará con usted para desarrollar un plan de tratamiento.

En el capítulo siguiente, se describen las distintas opciones de tratamiento para el cáncer de próstata en estadio avanzado. Después de ese capítulo, encontrará información sobre cuáles de estos son los mejores tratamientos para usted y su tipo de cáncer específico.

Puntos clave

- Las pruebas se utilizan para planificar el tratamiento y comprobar qué tan bien funciona el tratamiento.
- Un nivel alto o en aumento de PSA en el torrente sanguíneo podría ser un indicio de cáncer de próstata.
- Se utilizan estudios de diagnóstico por imágenes para determinar a qué zonas se ha extendido el cáncer más allá de la próstata. El diagnóstico por imágenes muestra el tamaño y la ubicación del cáncer.
- Una biopsia es un procedimiento en el que se extrae una muestra de células o tejido del cuerpo y se analiza para detectar cáncer.
- Las pruebas de biomarcadores buscan cambios específicos que pueden utilizarse para identificar las características del cáncer. La detección de estos biomarcadores puede conducir a un tratamiento específico.
- Los estudios genéticos se utilizan para determinar si tiene un riesgo hereditario de cáncer. Puede hablar con su médico sobre los estudios de la línea germinal o solicitar que lo deriven a un asesor genético.

Preguntas para hacer

- ¿Qué pruebas tendré que hacerme? ¿Cómo me preparo para las pruebas?
- ¿Las pruebas tienen algún riesgo?
- ¿Alguna de las pruebas es dolorosa?
- ¿Cuáles son las ventajas y desventajas de realizarse análisis genéticos?
- ¿Cuándo sabré los resultados de los estudios y quién me los explicará?

4

Tratamientos para el cáncer de próstata

Hay más de un tratamiento para el cáncer de próstata en estadio avanzado. En este capítulo, se describen las diversas opciones de tratamiento. Hable con su equipo de atención médica sobre qué tratamiento podría ser el mejor para usted.

El cáncer de próstata es una enfermedad compleja con muchas opciones de tratamiento. Los tratamientos recomendados para el cáncer de próstata en estadio avanzado incluyen hormonoterapia y tratamientos no hormonales como quimioterapia, inmunoterapia, tratamiento dirigido y radioterapia.

A menudo, la hormonoterapia se combina con uno o más tratamientos. La combinación de tratamientos puede ser más eficaz que el uso de cualquiera de ellos por separado.

Hormonoterapia

La hormonoterapia es un tratamiento sistémico (de todo el cuerpo) que agrega, bloquea o elimina hormonas. Las hormonas son sustancias químicas naturales producidas por una glándula del cuerpo. Su función es activar células u órganos.

Las hormonas masculinas se llaman andrógenos. El andrógeno principal es la testosterona. La mayor parte de la testosterona del cuerpo es producida por los testículos. La testosterona ayuda a producir espermatozoides, entre otras funciones.

Pero la testosterona también ayuda a que crezca el cáncer de próstata. Un tipo de hormonoterapia llamada tratamiento de supresión androgénica (TSA) impide que el cuerpo produzca testosterona o bloquea el uso de testosterona por parte de las células cancerosas. Esto puede reducir el tamaño del tumor o ralentizar su crecimiento durante un tiempo.

Las hormonoterapias para el cáncer de próstata incluyen agonistas de la hormona liberadora de la hormona luteinizante (LHRH) y antagonistas de la LHRH, que hacen que los testículos dejen de producir testosterona.

La mayoría de los agonistas de la LHRH y antagonistas de la LHRH son inyecciones. Pueden administrarse mensualmente, o 2, 3 o 4 veces al año. Relugolix (Orgovyx) es un antagonista de la LHRH que se presenta en forma de comprimido que se toma una vez al día. Los antiandrógenos e inhibidores de la síntesis de andrógenos vienen en comprimidos y se toman de 1 a 3 veces al día, según el medicamento. **Consulte la Guía 1.**

Es posible que escuche el término "castración" cuando se describe el cáncer de próstata o su tratamiento. Este término describe una reducción drástica de la testosterona. La castración puede realizarse con fármacos reductores de hormonas o mediante la extirpación quirúrgica de uno o ambos testículos (orquiectomía).

Aunque la orquiectomía es un procedimiento quirúrgico, se sigue considerando hormonoterapia porque elimina la fuente principal de testosterona: los testículos. Mientras que la hormonoterapia farmacológica puede revertirse cuando se interrumpe la medicación, la orquiectomía es permanente y no puede revertirse.

La extirpación quirúrgica de los testículos es mucho menos frecuente hoy en día porque la hormonoterapia sistémica suele ser igual de efectiva para bloquear la testosterona. Aun así, algunos pacientes prefieren este procedimiento por única vez a tener que tomar medicamentos diariamente o recibir inyecciones de forma periódica.

Hormonoterapias más recientes

La hormonoterapia es el principal tratamiento para el cáncer de próstata en estadio avanzado. Los tratamientos que se han empleado durante décadas (como la bicalutamida, la flutamida y la nilutamida) se siguen utilizando en algunos casos para tratar el cáncer de próstata.

Sin embargo, las hormonoterapias más recientes son mejores para retrasar la propagación del cáncer y prolongar la vida. Estos nuevos fármacos incluyen la abiraterona, la apalutamida, la darolutamida y la enzalutamida. Es posible que su equipo de atención médica se refiera a ellos como hormonoterapia novedosa, avanzada o de nueva generación.

Efectos secundarios de la hormonoterapia

La hormonoterapia puede tener efectos secundarios importantes. Muchos factores afectan el riesgo de padecer efectos secundarios, entre otros, su edad, su salud antes del tratamiento, la duración o la frecuencia con la que recibe el tratamiento, etc.

En general, cuanto más tiempo se recibe hormonoterapia, mayor es el riesgo de sufrir efectos secundarios. Estos pueden incluir cansancio (fatiga), sofocos, cambios de humor, aumento de peso, cambios en la longitud del pene y en el tamaño de los testículos, sensibilidad y crecimiento de los senos y pérdida de masa muscular.

Guía 1
Medicamentos de hormonoterapia para el cáncer de próstata en estadio avanzado

Los antiandrógenos impiden que los receptores de las células del cáncer de próstata reciban testosterona.	• Apalutamida (Erleada) • Bicalutamida (Casodex) • Darolutamida (Nubeqa) • Enzalutamida (Xtandi) • Flutamida (Eulexin) • Nilutamida (Nilandron)
Los agonistas de la LHRH impiden la liberación de la hormona liberadora de la hormona luteinizante (LHRH), que hace que los testículos dejen de producir testosterona.	• Goserelina (Zoladex) • Leuprolida (Lupron Depot, Eligard) • Triptorelina (Trelstar)
Los antagonistas de la LHRH bloquean o impiden que la glándula pituitaria (situada en el cerebro) produzca LHRH. Esto hace que los testículos dejen de producir testosterona.	• Degarelix (Firmagon) • Relugolix (Orgovyx)
Los inhibidores de la síntesis de andrógenos bloquean la producción de andrógenos.	• Abiraterona (Zytiga, Yonsa) • Ketoconazol (Nizoral)

También pueden producirse adelgazamiento y debilitamiento de los huesos (osteoporosis) y fracturas óseas. Al iniciar el TSA, es posible que le realicen un estudio para medir su densidad ósea. Si su densidad ósea es baja, el equipo de atención médica puede recomendarle medicamentos para fortalecer los huesos. La toma diaria de calcio y vitamina D también puede ayudar a mantener sus huesos fuertes mientras se somete al TSA.

La hormonoterapia también aumenta el riesgo de diabetes y enfermedades cardiovasculares. Si ya tiene alguna de estas enfermedades, la hormonoterapia puede causar su agravamiento. La hormonoterapia puede aumentar el riesgo de muerte por problemas cardíacos. Asegúrese de hablar con su equipo de atención médica sobre su riesgo personal.

Los agonistas de la LHRH pueden provocar un aumento de la testosterona durante algunas semanas antes de descender a un nivel indetectable. Este aumento se llama repunte de testosterona. Un repunte de testosterona puede causar dolor de huesos y problemas urinarios. Pero estos síntomas desaparecerán tras las primeras semanas de tratamiento. Es posible que le den un medicamento antiandrógeno para prevenir el repunte de testosterona.

Los efectos secundarios sexuales de la hormonoterapia pueden ser una causa importante de estrés. La hormonoterapia puede reducir su deseo sexual y causar disfunción eréctil.

La disfunción eréctil se refiere a tener dificultades para lograr una erección del pene o no poder hacerlo. Los medicamentos para la disfunción eréctil (como Viagra y Cialis) no son tan eficaces para quienes reciben hormonoterapia. Estos medicamentos no mejoran la pérdida del deseo sexual causado por los menores niveles de andrógenos.

Sin embargo, algunos tratamientos que pueden mejorar la función eréctil incluyen inyecciones de medicamentos en el pene, dispositivos de constricción de vacío ("bombas penianas") o implantes quirúrgicos para producir una erección.

CONSEJO

El ejercicio físico frecuente puede ayudar a reducir los síntomas y los efectos secundarios de la hormonoterapia, entre los que se incluyen los siguientes:

- Aumento de peso.
- Fatiga.
- Pérdida de masa muscular y ósea.

La actividad física también puede mejorar su salud general y hacerlo sentir mejor. Pida a su equipo de atención médica que le recomiende un programa de ejercicios.

El deseo sexual y la capacidad de erección pueden recuperarse gradualmente tras interrumpir la hormonoterapia, aunque el proceso puede durar hasta un año o más. Algunos pacientes nunca recuperan plenamente la capacidad de tener una erección.

La disfunción eréctil es una de las principales causas de depresión en pacientes con cáncer de próstata. Pregunte a su equipo de atención médica sobre terapia o asistencia psicológica si tiene problemas debido a la disfunción eréctil o síntomas de depresión. Existe ayuda disponible.

Hable con su equipo de atención médica sobre cómo controlar los efectos secundarios de la hormonoterapia. Hay formas de disminuir o aliviar la mayoría de estos problemas. Los huesos se pueden fortalecer con medicamentos y también con actividad física. Hacer ejercicio y alimentarse de manera saludable también pueden ayudar con la fatiga y el aumento de peso.

La pérdida del deseo sexual, la disfunción eréctil y otros efectos secundarios sexuales generalmente desaparecen después de suspender la hormonoterapia. Mientras tanto, considere hablar con su pareja o un terapeuta para que lo ayude a afrontar los problemas que tenga. No está solo: el apoyo emocional es una parte importante de la atención oncológica.

Resistencia a la hormonoterapia

La hormonoterapia puede ser muy eficaz para reducir o ralentizar el crecimiento del cáncer de próstata. Sin embargo, en las personas con cáncer de próstata metastásico, la hormonoterapia puede perder este efecto con el tiempo, incluso cuando el nivel de testosterona es muy bajo.

¿Por qué? Porque el cáncer aprende a sobrevivir sin utilizar mucha testosterona, lo que hace que no le afecte la hormonoterapia. El cáncer puede "resistir" la hormonoterapia. Esto se denomina cáncer de próstata resistente a las hormonas (también llamado cáncer de próstata resistente a la castración).

Es importante saber que el cáncer de próstata resistente a la hormonoterapia sigue siendo tratable. Por ello, la mayoría de las personas con cáncer de próstata resistente a las hormonas siguen recibiendo TSA para mantener un nivel bajo de testosterona.

También se siguen utilizando otros fármacos reductores de hormonas. Estas hormonoterapias suelen combinarse con tratamientos no hormonales como la quimioterapia, el tratamiento dirigido o la inmunoterapia para ayudar a obtener mejores resultados.

"Ahora más que nunca, las personas con cáncer viven mejor y más tiempo gracias al poder de la investigación y los avances en los tratamientos".

Tratamiento no hormonal

La hormonoterapia puede ser el primer tratamiento recomendado para el cáncer de próstata en estadio avanzado, pero no es el único. Otros tratamientos sistémicos (de todo el cuerpo) que no utilizan hormonas también pueden ralentizar el crecimiento del cáncer, prevenir sus síntomas y prolongar la vida.

Si se le administra un tratamiento no hormonal, también continuará con el TSA para asegurarse de que su nivel de testosterona se mantenga en el valor más bajo posible. **Consulte la Guía 2.**

Quimioterapia

La quimioterapia daña las células que se dividen rápidamente por todo el cuerpo. Las células cancerosas se dividen y multiplican rápidamente, lo que las convierte en un buen objetivo para la quimioterapia.

Pero la quimioterapia también puede dañar las células sanas. Es así como puede causar efectos secundarios. Dado que la quimioterapia puede ser un tratamiento muy difícil de soportar, se recomienda solo para quienes son capaces de tolerarla físicamente.

A pesar de los efectos secundarios, puede ayudar a las personas con cáncer de próstata metastásico a tener una vida significativamente más larga.

La quimioterapia para el cáncer de próstata consiste en un fármaco líquido que se administra mediante infusión intravenosa. Esto significa que se inyecta lentamente en una vena durante un máximo de una hora. Se administra cada 3 semanas durante un total de 6 a 10 veces (ciclos), junto con un corticoide de administración diaria.

Docetaxel

El docetaxel (Taxotere) es el fármaco de quimioterapia más utilizado para tratar a los pacientes con cáncer de próstata en estadio avanzado. Aunque el docetaxel no puede curar el

Guía 2
Tratamientos sistémicos no hormonales para el cáncer de próstata en estadio avanzado

Tipo de tratamiento	Nombre de la marca	Nombre genérico	Presentación del fármaco
Quimioterapias	Taxotere	Docetaxel	Infusión en una vena
	Jevtana	Cabazitaxel	
	Paraplatin	Carboplatino	
	Platinol	Cisplatino	
	Novantrone	Mitoxantrona	
Inmunoterapias	Provenge	Sipuleucel-T	Infusión en una vena
	Keytruda	Pembrolizumab	
Tratamientos dirigidos a biomarcadores	Rubraca	Rucaparib	Comprimido
	Lynparza	Olaparib (más abiraterona)	
	Akeega	Niraparib/abiraterona	
	Talzenna	Talazoparib (más enzalutamida)	Cápsula
Radiofármacos	Pluvicto	Lutecio 177	Infusión en una vena
	Xofigo	Radio 223	
Tratamientos dirigidos a los huesos	Prolia, Xgeva	Denosumab	Inyección
	Zometa	Ácido zoledrónico	
	Fosamax	Alendronato	Comprimido

cáncer de próstata, puede ayudar a prolongar la vida y reducir el dolor y otros síntomas. El docetaxel es una opción para algunas personas que reciben TSA por primera vez. El docetaxel también se usa para tratar las metástasis si el TSA no logra detener el crecimiento del cáncer.

Cabazitaxel
El cabazitaxel (Jevtana) es una opción de quimioterapia si el docetaxel no resulta eficaz. El cabazitaxel no cura el cáncer de próstata, pero puede ayudar a prolongar la vida y reducir el dolor y otros síntomas.

Carboplatino y cisplatino
El carboplatino y el cisplatino son fármacos de quimioterapia a base de platino. A veces se utilizan en pacientes con cáncer en estadio muy avanzado o agresivo. Por lo general, el carboplatino o el cisplatino se combinan con otro fármaco de quimioterapia, como el cabazitaxel o el docetaxel.

Mitoxantrona
La mitoxantrona (Novantrone) se utiliza para aliviar el dolor y disminuir la necesidad de tomar analgésicos. Es una opción si no se toleran otros tratamientos.

Inmunoterapia

El sistema inmunitario es la defensa natural del cuerpo contra las infecciones y las enfermedades. La inmunoterapia refuerza la capacidad del sistema inmunitario para encontrar y destruir las células cancerosas. La inmunoterapia suele administrarse sola para tratar el cáncer de próstata.

Los fármacos de inmunoterapia incluyen sipuleucel-T y pembrolizumab.

Sipuleucel-T
El sipuleucel-T (Provenge) está indicado para las personas con cáncer de próstata metastásico resistente a las hormonas que presentan pocos síntomas o ninguno.

Este medicamento se conoce como una “vacuna contra el cáncer”. Primero, se recolectan las células inmunitarias de su cuerpo y se envían a un laboratorio. Luego, estas células se activan para identificar y atacar las células cancerosas de la próstata. Por último, las células inmunitarias se inyectan de nuevo en el organismo, donde atacan a las células cancerosas.

Pembrolizumab
El pembrolizumab (Keytruda) es un tipo de inmunoterapia denominado inhibidor del punto de control inmunitario.

En un pequeño porcentaje de personas cuyo cáncer de próstata se debe a mutaciones genéticas específicas, el pembrolizumab puede restablecer la capacidad del sistema inmunitario para detectar y destruir las células cancerosas.

Tratamiento dirigido a biomarcadores

Este tratamiento aborda los cambios genéticos específicos (mutaciones de la línea germinal [hereditarias] o somáticas [adquiridas]) que se detectan mediante pruebas de biomarcadores.

Los tratamientos dirigidos a biomarcadores solo son útiles en pacientes cuyo cáncer de próstata se debe a dichos cambios genéticos. Esto incluye mutaciones en *BRCA1*, *BRCA2* y otros genes que reparan el ADN dañado. Aproximadamente 1 de cada 4 pacientes con cáncer de próstata metastásico resistente a las hormonas presenta este tipo de mutación genética.

Entre los tratamientos dirigidos a biomarcadores (también conocidos como inhibidores de PARP) para el cáncer de próstata en estadio avanzado se encuentran el rucaparib (Rubraca), el olaparib

(Lynparza), el niraparib y la abiraterona (Akeega), y el talazoparib (Talzenna).

Dado que las mutaciones genéticas son diferentes en cada persona, un tratamiento que ayuda a una persona puede no ayudar a otra.

Radiofármacos

Un radiofármaco es un medicamento que contiene una sustancia radiactiva. Esta sustancia emite radiación para destruir las células cancerosas. La radiación no se desplaza lejos de las células cancerosas, por lo que el tejido sano circundante permanece prácticamente intacto.

Los radiofármacos se inyectan en una vena (inyección intravenosa). Dado que los radiofármacos se expulsan del cuerpo a través del intestino, los efectos secundarios frecuentes son náuseas, diarrea y vómitos.

Los radiofármacos incluyen el lutecio 177 y el radio 223:

Lutecio 177

El lutecio 177 (Pluvicto) es un radiofármaco dirigido que busca una proteína concreta (antígeno de membrana específico de la próstata, PSMA) en la superficie de las células del cáncer de próstata en cualquier parte del cuerpo. Cuando el fármaco encuentra el PSMA, se adhiere a las células cancerosas e implanta en ellas una pequeña cantidad de su sustancia radiactiva. Las células cancerosas absorben la radiación del fármaco y mueren.

El lutecio 177 se administra en infusión intravenosa una vez cada 6 semanas hasta un máximo de 6 dosis. Necesitará una exploración por TEP-PSMA para saber si este tratamiento puede funcionar en su caso.

Radio 223

El radio 223 (Xofigo) se utiliza para tratar el cáncer de próstata que ha hecho metástasis en los huesos pero no se ha extendido a otros órganos.

El radio 223 es una inyección que se administra una vez al mes durante 6 meses. Se acumula en los huesos y emite radiación que puede destruir las células cancerosas de la próstata. Le harán análisis de sangre antes de cada dosis. Junto con el radio 223 suele administrarse un tratamiento dirigido a los huesos, ya sea denosumab o ácido zoledrónico.

El radio 223 también se utiliza para reducir el dolor de las metástasis óseas.

Radioterapia

En la radioterapia se utilizan rayos de alta energía para destruir las células cancerosas y reducir el tamaño de los tumores. La radioterapia se administra en dosis periódicas durante un período específico.

La radioterapia de haz externo (RTHE) es el tipo de radiación que se utiliza para el cáncer de próstata. La RTHE utiliza una máquina que dirige la radiación con precisión al cáncer dentro del cuerpo mientras intenta evitar el tejido sano. Esta técnica administra dosis más altas de radiación de forma más segura.

En el caso del cáncer de próstata metastásico, la radioterapia se utiliza principalmente para el cáncer que reaparece tras el tratamiento inicial (recidiva). La radioterapia también se utiliza como tratamiento paliativo para aliviar el dolor de las metástasis óseas.

Algunos de los posibles efectos secundarios de la radioterapia son problemas urinarios e intestinales, disfunción eréctil y fatiga.

Ensayos clínicos

Otra manera de recibir tratamiento para el cáncer es a través de un ensayo clínico.

Un ensayo clínico es un tipo de estudio de investigación médica. Después de desarrollar y analizar en un laboratorio nuevas formas posibles de combatir el cáncer, es necesario estudiarlas en las personas.

Si en un ensayo clínico se determina que un fármaco, un dispositivo o un método de tratamiento es seguro y eficaz, es posible que lo apruebe la Administración de Alimentos y Medicamentos de los Estados Unidos (FDA).

Todas las personas con cáncer deben considerar atentamente todas las opciones de tratamiento que existen para tratar su tipo de cáncer, incluidos los tratamientos estándares y los ensayos clínicos. Converse con su médico para evaluar si tiene sentido participar en un ensayo clínico.

Fases

La mayoría de los ensayos clínicos sobre el cáncer se centran en el tratamiento y se realizan por fases.

- En los **ensayos de fase 1**, se estudian la seguridad y los efectos secundarios de un medicamento o método de tratamiento en investigación.
- Los **ensayos de fase 2** evalúan el grado en que un medicamento o método actúa contra un tipo de cáncer específico.
- Los **ensayos de fase 3** prueban el medicamento o el método en comparación con el tratamiento habitual. Si los resultados son buenos, puede ser aprobado por la FDA.
- En los **ensayos de fase 4**, se estudian la seguridad y el beneficio de un tratamiento aprobado por la FDA.

Todas las personas con cáncer pueden solicitar información sobre los ensayos clínicos y deben recibirla.

Conocer todas las opciones significa no perder la oportunidad de participar en ensayos clínicos sobre nuevos tratamientos prometedores.

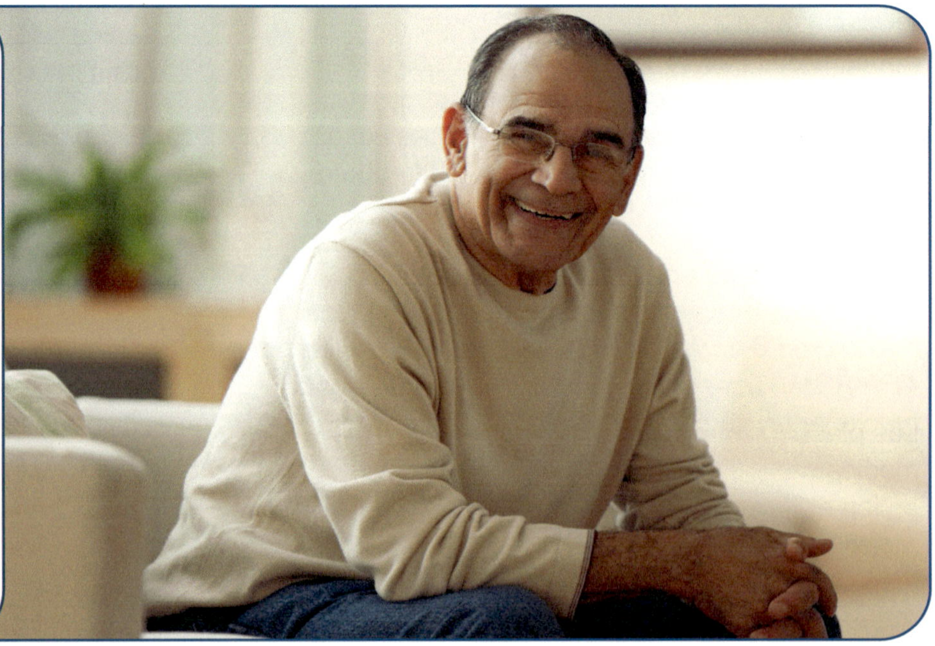

> **Sin ensayos clínicos, nuestro tratamiento no cambiaría. Sería siempre el mismo. Algunos se refieren a los ensayos clínicos como una forma de recibir hoy el mejor tratamiento de mañana".**

¿Quién puede inscribirse?

Depende de las normas del ensayo clínico, denominadas criterios de elegibilidad. Las reglas pueden referirse a la edad, el tipo y la etapa del cáncer, los antecedentes de tratamiento o el estado de salud general. Estos garantizan que los participantes se asemejen en formas específicas y que el ensayo sea lo más seguro posible para los participantes.

Consentimiento informado

Un equipo de investigación administra los ensayos clínicos. Este grupo de expertos revisará el estudio con usted en detalle, incluidos el propósito, y los riesgos y beneficios de participar. Toda esta información también se proporciona en un formulario de consentimiento informado. Lea el formulario detenidamente y haga preguntas antes de firmarlo. Tómese el tiempo que necesite para conversar con personas de su confianza. Tenga en cuenta que puede dejar el ensayo clínico y recibir tratamiento fuera del ensayo clínico en cualquier momento.

¿Recibiré un placebo?

Los placebos (versiones inactivas de medicamentos reales) casi nunca se usan solos en los ensayos clínicos sobre el cáncer. Es común recibir el placebo con el tratamiento habitual o el medicamento nuevo con el tratamiento estándar. Antes de inscribirse, se le informará, verbalmente y por escrito, si el ensayo clínico tiene previsto el uso de un placebo.

¿Los ensayos clínicos son gratuitos?

No tiene que pagar nada para inscribirse en un ensayo clínico. El patrocinador del estudio paga los costos relacionados con la investigación, incluido el medicamento del estudio. Pero es posible que tenga que pagar otros servicios, como transporte o servicios de cuidado infantil, debido a las consultas adicionales. Durante el ensayo, continuará recibiendo la atención habitual contra el cáncer. Este tipo de atención a menudo está cubierta por el seguro.

Dónde buscar ensayos clínicos

En los Estados Unidos

Centros oncológicos de NCCN
NCCN.org/cancercenters

The National Cancer Institute (NCI)
cancer.gov/about-cancer/treatment/clinical-trials/search

En el mundo

The U.S. National Library of Medicine (NLM)
clinicaltrials.gov/

¿Necesita ayuda para buscar un ensayo clínico?

Servicio de Información de Cáncer (Cancer Information Service, CIS) del NCI
+1 800.4.CANCER (+1 800.422.6237)
cancer.gov/contact

Tratamiento complementario

El tratamiento complementario (también llamado cuidados paliativos) trata los síntomas del cáncer, los efectos secundarios del tratamiento y otros problemas de salud relacionados.

El tratamiento complementario está disponible en cualquier estadio del cáncer, no solo al final de la vida. De hecho, las personas que reciben tratamiento complementario cuando comienzan el tratamiento suelen tener una mejor calidad de vida y potencialmente mejores resultados.

Tratamiento dirigido a los huesos

El tratamiento complementario puede ser muy útil para los pacientes con metástasis óseas. El cáncer de próstata con metástasis en los huesos puede causar dolor intenso, fracturas (roturas) en los huesos, pérdida de masa ósea (osteoporosis) y compresión de la médula espinal.

Algunos tratamientos para el cáncer de próstata, como la hormonoterapia, también pueden causar osteoporosis y aumentar el riesgo de fracturas.

Los medicamentos que se dirigen a los huesos pueden ayudar a aliviar el dolor óseo y reducir el riesgo de problemas relacionados. Algunos medicamentos actúan retardando o deteniendo la degradación ósea, mientras que otros ayudan a aumentar su espesor. Entre estos fármacos se incluyen Prolia (denosumab), Xgeva (denosumab), Zometa (ácido zoledrónico) y Fosamax (alendronato).

Para obtener más información, consulte el *Capítulo 7: Tratamiento complementario y otra asistencia*.

¿Cuál es el siguiente paso?

En este capítulo, se han descrito las opciones de tratamiento disponibles para el cáncer de próstata en estadio avanzado, que incluye tanto el cáncer de próstata regional como el metastásico.

Si le han diagnosticado cáncer de próstata regional, consulte el capítulo siguiente para conocer las terapias habituales que se incluyen en su plan de tratamiento.

Si le diagnosticaron cáncer de próstata metastásico, consulte el *Capítulo 6: Tratamiento del cáncer de próstata metastásico* para conocer las opciones de tratamiento habituales (y no habituales) para este tipo de cáncer en estadio avanzado.

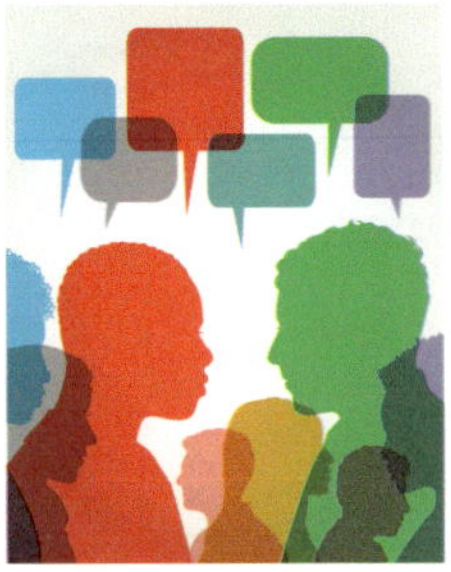

¿Qué es la toma de decisiones compartida?

Algunas personas con cáncer quieren que sus profesionales de atención médica simplemente les digan qué tratamiento necesitan. Los médicos, enfermeros y otros profesionales de la salud son los expertos, ¿verdad? Si bien es cierto que su equipo de atención médica tiene mucha experiencia y conocimiento, usted también es un experto: es el experto en usted mismo.

Es buena idea que su equipo comparta la responsabilidad de su tratamiento con usted. Y es buena idea que participe plenamente en la toma de decisiones sobre su atención.

Al tomar decisiones compartidas, usted y su equipo de atención médica comparten información, conversan sobre las opciones y se ponen de acuerdo respecto del plan de tratamiento.

Esto es lo que su equipo de atención médica debe compartir:

- Una explicación de los posibles beneficios y daños de cada opción de tratamiento.
- La probabilidad de cura, recidiva, progresión y posible mortalidad con cada opción de tratamiento.
- Los efectos secundarios de cada opción de tratamiento junto con su impacto en la calidad de vida, incluida la función sexual, urinaria e intestinal.

Esto es lo que usted debe ofrecerle a su equipo de tratamiento:

- Sus preferencias y sentimientos sobre el tratamiento, los efectos secundarios, los riesgos y la calidad de vida. Estos aspectos deben ser partes claves de su plan de tratamiento.

Si el profesional que dirige su equipo de tratamiento no habla con usted sobre la toma de decisiones compartida, no dude en hablar y preguntar al respecto.

Puntos clave

- La testosterona ayuda a que crezca el cáncer de próstata.
- La hormonoterapia trata el cáncer de próstata ya sea para detener la producción de testosterona o para bloquear el uso de testosterona por parte de las células cancerosas.
- Con el tiempo, la hormonoterapia puede perder la eficacia contra el cáncer de próstata. Este se convierte en un cáncer de próstata resistente a las hormonas.
- La hormonoterapia suele combinarse con uno o más tratamientos, que pueden ser más eficaces en conjunto para ralentizar o reducir el cáncer de próstata en estadio avanzado.
- Otros tratamientos utilizados con la hormonoterapia para el cáncer de próstata en estadio avanzado son la quimioterapia, la inmunoterapia, el tratamiento dirigido, los radiofármacos y la radioterapia.
- La hormonoterapia puede causar varios posibles efectos secundarios. Pero se dispone de tratamientos y terapias.
- El tratamiento complementario alivia los síntomas causados por el cáncer y los efectos secundarios producidos por su tratamiento. A todas las personas con cáncer de próstata en estadio avanzado se les debe ofrecer tratamiento complementario.

Preguntas para hacer

- ¿Alguna alternativa ofrece una cura o control del cáncer a largo plazo?
- ¿De qué manera repercuten en las opciones de tratamiento mi edad, raza, estado de salud general y otros factores?
- ¿Qué síntomas y efectos secundarios debo comunicar inmediatamente y a quién debo dirigirme?
- ¿El tratamiento afectará mi capacidad de orinar? ¿O mantener una erección?
- ¿Interrumpirá el tratamiento o lo cambiará si aparecen efectos secundarios graves?

5

Tratamiento del cáncer de próstata regional

El cáncer de próstata regional se ha extendido fuera de la glándula prostática a zonas cercanas, como los ganglios linfáticos, pero no más allá. Suele requerir tratamiento local y sistémico (en todo el cuerpo).

Acerca del cáncer de próstata regional

El cáncer de próstata regional es un cáncer que se ha extendido desde la glándula prostática a los tejidos vecinos, como los ganglios linfáticos cercanos, la vejiga o el recto. Pero no se ha extendido más allá. (Para obtener más información sobre el cáncer de próstata que se ha extendido a ganglios linfáticos, huesos u órganos distantes, consulte el *Capítulo 6: Tratamiento del cáncer de próstata metastásico*). El cáncer de próstata regional también se denomina a veces cáncer de próstata localmente avanzado.

Tratamiento

La principal preocupación sobre el cáncer de próstata que se extiende fuera de la próstata es que podría seguir extendiéndose (hacer metástasis) a otras zonas del cuerpo. Por ello, el tratamiento del cáncer de próstata regional es más agresivo que el del cáncer de próstata en estadio temprano.

El tratamiento se dirige tanto al cáncer de la próstata como al que se encuentra fuera de ella. Por eso suele incluir tanto tratamiento local (radioterapia o cirugía de próstata) como sistémico (hormonoterapia).

Las opciones de tratamiento también se basan en la expectativa de vida y los síntomas. Cuanto mayor sea la expectativa de vida y el número de síntomas, más agresivo será el tratamiento. **Consulte la Guía 3.**

Expectativa de vida

La expectativa de vida es el promedio de vida de una persona. Se mide en años. Una estimación de su expectativa de vida podría ser un factor clave para decidir qué estudios y tratamientos necesitará.

Es importante saber que la expectativa de vida, cuando se la utiliza para el tratamiento del cáncer, es un cálculo que se basa en una gran cantidad de personas. Esto significa que la expectativa de vida se puede aplicar a una determinada población o rango de edad, pero no es tan sencillo hacer un cálculo preciso de la expectativa de vida de una persona en particular.

Expectativa de vida: más de 5 años o presenta síntomas

Si la estimación de su expectativa de vida es superior a 5 años o si presenta síntomas, las opciones de tratamiento incluyen lo siguiente:

Radioterapia y hormonoterapia

La radioterapia de haz externo (RTHE) junto con la hormonoterapia a largo plazo (2 años) más abiraterona (Zytiga, un inhibidor androgénico) es el tratamiento inicial preferido para los pacientes que tienen cáncer de próstata regional y una mayor expectativa de vida o que presentan más síntomas. Los tratamientos preferidos son los que cuentan con más pruebas de que funcionan mejor y pueden ser más seguros que otras terapias.

La RTHE trata la próstata así como los ganglios linfáticos afectados, mientras que la hormonoterapia a largo plazo reduce la testosterona a un nivel mínimo para evitar que el cáncer empeore.

Otra opción para el tratamiento inicial es la radioterapia más hormonoterapia a largo plazo (de 2 a 3 años) sin la adición de abiraterona. Esta puede ser una opción para quienes no pueden tomar abiraterona debido a otros problemas de salud.

Hormonoterapia con o sin abiraterona

El tratamiento de supresión androgénica (TSA) por sí solo es una opción para los pacientes con cáncer de próstata regional que tienen otros problemas de salud importantes o que ponen en peligro su vida.

La abiraterona puede agregarse al TSA, lo que puede ayudar a prolongar la vida de los pacientes, aunque puede conllevar más efectos secundarios. Tomará un corticoide para reducir estos efectos.

Cirugía de próstata

La prostatectomía implica extirpar la glándula prostática a través de una cirugía. En la prostatectomía radical, se extirpa no solo toda la próstata, sino también el tejido circundante y las vesículas seminales. La linfadenectomía pélvica (PLND) es un procedimiento para extirpar los ganglios linfáticos cercanos. La prostatectomía radical con PLND es una opción de tratamiento solo en determinados casos de cáncer de próstata regional. Se utiliza en los siguientes casos:

- El tumor no ha crecido fuera de la próstata.
- El tumor se puede extirpar por completo con cirugía.
- Tiene una expectativa de vida prevista de 10 años o más.
- No tiene otras enfermedades graves.

Guía 3
Cáncer de próstata regional: opciones de tratamiento inicial

Expectativa de vida	Tratamiento inicial
Más de 5 años o presenta síntomas	Radioterapia y hormonoterapia
	Hormonoterapia + abiraterona
	Hormonoterapia
	Prostatectomía radical y extirpación de los ganglios linfáticos pélvicos
5 años o menos y no presenta síntomas	Observación
	Radioterapia
	Radioterapia y hormonoterapia
	Hormonoterapia

La prostatectomía radical es un procedimiento complejo y requiere mucha habilidad. Los cirujanos con experiencia en este tipo de cirugía suelen obtener mejores resultados.

Aun así, los haces de nervios cavernosos pueden dañarse o extirparse durante la cirugía. Los nervios cavernosos controlan la capacidad de tener erecciones. Estos nervios se ubican a lo largo de la próstata. Los cirujanos hacen todo lo posible para preservar estos nervios cuando realizan la prostatectomía, pero, a veces, es inevitable dañarlos durante la intervención quirúrgica, especialmente cuando el cáncer es más agresivo.

Entre los posibles efectos secundarios de la prostatectomía radical, se encuentran la incontinencia urinaria y la disfunción eréctil.

La incontinencia urinaria (no poder retener la orina) suele ser temporal. La mayoría de los pacientes recuperan gradualmente el control de la vejiga después de unos meses. Hacer ejercicios para fortalecer el suelo pélvico puede ayudar. Si la incontinencia sigue siendo un problema, puede realizarse otra intervención quirúrgica para mejorarla.

La disfunción eréctil puede mejorar lentamente entre varios meses y 2 años después de la intervención. Sin embargo, es posible que no recupere nunca la misma función eréctil que solía tener. Las opciones de tratamiento incluyen comprimidos (como Viagra y Cialis), inyecciones de medicamentos en el pene, dispositivos de constricción de vacío ("bombas penianas") e implantes quirúrgicos para producir una erección.

La disfunción eréctil es una de las principales causas de depresión en pacientes con cáncer de próstata. Pregunte a su equipo de atención médica sobre terapia o asistencia psicológica si tiene problemas debido a la disfunción eréctil o síntomas de depresión. Existe ayuda disponible.

Tratamiento adicional después de la cirugía de próstata

Después de la cirugía, se analizará el tejido prostático extirpado. Si se le realizó una linfadenectomía pélvica, también se analizarán los ganglios linfáticos. Si las pruebas muestran características adversas (de alto riesgo) en el tejido **(consulte la Guía 4)** o si el cáncer se ha extendido a los ganglios linfáticos, es posible que necesite tratamiento adicional:

Guía 4
Características adversas que pueden encontrarse después de la cirugía de próstata

Si los estudios indican alguna de estas características de alto riesgo después de la cirugía de próstata, es posible que necesite tratamiento adicional:	Hay cáncer en el tejido de aspecto normal extirpado con el tumor (margen quirúrgico).
	Hay cáncer fuera de la capa que rodea la próstata.
	Hay cáncer en las vesículas seminales.
	Hay un nivel detectable de PSA.

- **Sin características adversas ni cáncer en los ganglios linfáticos:** estos resultados significan que no se necesita tratamiento adicional. Se realizará un control del cáncer. El control implica análisis de PSA periódicos y, en ocasiones, exámenes de tacto rectal. Si su nivel de PSA comienza a elevarse durante la etapa de control, es posible que necesite tratamiento para la recidiva del PSA.
- **Características adversas:** si en los resultados de los estudios se encuentran características adversas, pero no se detecta cáncer en los ganglios linfáticos después de la cirugía, la opción preferida es el control de la recidiva del cáncer. El tratamiento adicional también es una opción.
- **Cáncer detectado en los ganglios linfáticos:** si en la cirugía de próstata se determina que el cáncer se ha extendido a los ganglios linfáticos, pero no hay otras características adversas, la próxima opción puede ser recibir un tratamiento adicional. El seguimiento también es una opción razonable si su nivel de PSA es indetectable. Sin embargo, si su nivel de PSA comienza a elevarse durante la etapa de control, es posible que necesite tratamiento para la recidiva del PSA.

El tratamiento adicional para la recidiva del PSA se analiza más adelante en este capítulo en la página 44.

Expectativa de vida: 5 años o menos y no presenta síntomas

El tratamiento es menos agresivo para las personas con cáncer de próstata regional con una expectativa de vida prevista de 5 años o menos y que no presentan síntomas:

“Me sometí a una prostatectomía radical. Como el cáncer de próstata estaba muy cerca de un haz de nervios, opté por extirparlo también. Esto no me preocupó porque aprendí que hay otras formas de tener una erección”.

Observación

La observación es una opción para los pacientes con una expectativa de vida de 5 años o menos. Es para quienes tienen otros problemas de salud graves y cuyo cáncer de próstata no causa ningún síntoma. La observación implica el análisis de PSA ocasionales y observación de los síntomas que se pueden tratar con tratamiento de alivio del dolor (paliativo).

Radioterapia con o sin hormonoterapia

Si no tiene síntomas en este momento, pero usted o su médico consideran que hay muchas probabilidades de que presente síntomas de cáncer, tiene la opción de recibir radioterapia u hormonoterapia a largo plazo, o ambas, para evitar presentarlos.

Hormonoterapia

El TSA por sí solo es una opción para los pacientes con enfermedad regional, sin síntomas y con una expectativa de vida de 5 años o menos. Se utiliza para ralentizar el cáncer y retrasar o atenuar los síntomas. El TSA puede incluir un agonista de la LHRH, un antagonista de la LHRH o la extirpación quirúrgica de los testículos.

Pruebas después del tratamiento

Después del tratamiento inicial, se le realizarán pruebas de seguimiento para averiguar si la terapia está funcionando. Los análisis periódicos del antígeno prostático específico (PSA) y los estudios de diagnóstico por imágenes esporádicos pueden indicar si el cáncer está bajo control.

Si se sometió a una prostatectomía radical, todas las células que producen PSA deberían haberse extirpado durante la cirugía de próstata. Por lo tanto, su nivel de PSA debería ser indetectable para la primera prueba de PSA después de la cirugía. Si recibió radioterapia, el nivel de PSA debería disminuir de forma constante y luego permanecer en un nivel bajo.

PSA muy bajo o indetectable

Si el PSA es muy bajo después de la radioterapia o indetectable después de la cirugía de próstata, se lo vigilará para detectar la recidiva del cáncer.

El seguimiento incluye análisis de PSA cada 6 a 12 meses durante varios años. Los pacientes con alto riesgo de recidiva se harán un análisis de PSA con más frecuencia, por ejemplo, cada 3 meses. Se lo seguirá controlando de forma continua o hasta que aparezcan signos o síntomas.

PSA elevado o en aumento

Si el PSA no desciende hasta un nivel indetectable después de la cirugía de próstata, es posible que siga teniendo cáncer (persistencia). O bien, si su PSA desciende tras el tratamiento inicial pero luego vuelve a subir meses o años más adelante, probablemente significa que el cáncer ha regresado (recidiva). En cualquiera de los dos casos, existe la posibilidad de seguir con el tratamiento.

Tratamiento de la persistencia o la recidiva

En caso de persistencia o recidiva del PSA tras el tratamiento inicial, su expectativa de vida determinará cuál será el siguiente tratamiento.

Más de 5 años

Antes de decidirse por algún tratamiento, necesitará hacerse algunos estudios más para averiguar qué tan agresivo puede ser el cáncer. Los estudios incluyen el tiempo de duplicación del PSA; el diagnóstico por imagen con TC, RM o TEP-PSMA de cuerpo entero; y posiblemente una biopsia. Los resultados de estos estudios determinarán su próximo tratamiento.

El tratamiento de la persistencia o recidiva del cáncer se basa en si su tratamiento inicial para el cáncer de próstata regional fue la radioterapia o la cirugía de próstata. **Consulte la Guía 5.**

5 años o menos

Si su expectativa de vida estimada es de 5 años o menos y padece cáncer de próstata persistente o recidivante, la observación puede ser una mejor opción que someterse a un tratamiento. La observación implica controlar su cáncer de próstata y registrar los síntomas.

El tratamiento de los síntomas se centra principalmente en el tratamiento complementario. Esto significa aliviar o detener los síntomas en lugar de intentar tratar el cáncer. Este enfoque ayuda a mantener su calidad de vida sin la carga de un tratamiento innecesario.

Guía 5
Tratamiento de la persistencia o recidiva del PSA

Tratamiento inicial	Resultados de los estudios	Opciones de tratamiento
Prostatectomía radical	Nivel de PSA elevado, pero sin otros signos de cáncer	• Radioterapia con o sin hormonoterapia (opción preferida) • Seguimiento
	Cáncer en los ganglios linfáticos pélvicos	• Radioterapia y hormonoterapia • Radioterapia y hormonoterapia + abiraterona
	El cáncer se ha extendido a otra zona del cuerpo (hizo metástasis)	• Se requiere tratamiento avanzado
Radioterapia	Nivel de PSA elevado o examen de tacto rectal anormal, pero sin otros signos de cáncer o Cáncer solo en la próstata	• Seguimiento • Hormonoterapia • Prostatectomía radical y extirpación de los ganglios linfáticos pélvicos • Crioterapia • Ultrasonido focalizado de alta intensidad • Reirradiación
	Cáncer en los ganglios linfáticos pélvicos	• Seguimiento • Hormonoterapia con o sin abiraterona • Radiación en los ganglios linfáticos pélvicos con o sin hormonoterapia • Reirradiación en los ganglios linfáticos pélvicos con o sin hormonoterapia • Extirpación de los ganglios linfáticos pélvicos con o sin hormonoterapia
	El cáncer se ha extendido a otra zona del cuerpo (hizo metástasis)	• Se requiere tratamiento avanzado

¿Cuál es el siguiente paso?

Después del tratamiento del cáncer de próstata regional, seguirá realizándose pruebas y acudiendo a consultas para vigilar si el cáncer reaparece o para tratar el cáncer existente.

La vigilancia es una parte clave del plan de seguimiento. Asegúrese de continuar asistiendo a las consultas de seguimiento, realizarse controles de PSA periódicos y permanecer en contacto con su equipo de atención médica.

Si el cáncer reaparece, pero no se extiende más allá de la zona pélvica, puede continuar con el tratamiento para la persistencia/recidiva.

Si el cáncer reaparece, pero se extiende a otra zona del cuerpo, necesitará un tratamiento más avanzado. Consulte en el capítulo siguiente las opciones de tratamiento para el cáncer de próstata metastásico.

Puntos clave

- El cáncer de próstata regional se ha extendido desde la glándula prostática al tejido cercano, pero no más allá.
- La principal preocupación acerca del cáncer de próstata regional es que pueda seguir extendiéndose a otras zonas del cuerpo.
- El tratamiento del cáncer de próstata regional suele incluir tanto tratamiento local como sistémico.
- El tratamiento inicial preferido para el cáncer de próstata regional en personas con una expectativa de vida más larga o con síntomas es la radioterapia de haz externo (RTHE), el tratamiento de supresión androgénica (TSA) a largo plazo y la abiraterona.
- El tratamiento es menos agresivo para las personas con cáncer de próstata regional cuya expectativa de vida es de 5 años o menos y que no presentan síntomas.
- La persistencia del antígeno prostático específico (PSA) se produce cuando el PSA no desciende a un nivel indetectable. Esto indica que el cáncer no ha desaparecido.
- La recidiva del PSA se produce cuando el nivel de PSA desciende tras el tratamiento inicial, pero luego vuelve a aumentar. Esto indica que el cáncer ha regresado.

Preguntas para hacer

- ¿Cuánto tiempo tengo para decidir sobre el tratamiento? ¿Hay algún asistente social o alguien que pueda ayudarme a decidir?
- ¿Duele el tratamiento? ¿En cuánto tiempo podré volver a trabajar?
- ¿Cuándo sabrá si el tratamiento es eficaz o no está funcionando?
- ¿Qué probabilidades hay de que el cáncer progrese o haga metástasis después del tratamiento?
- ¿El tratamiento que elegí actualmente afectará mis opciones disponibles si el cáncer regresa en el futuro?

6

Tratamiento del cáncer de próstata metastásico

Cuando el cáncer de próstata se extiende a otras partes del cuerpo, es necesario un tratamiento sistémico (en todo el cuerpo). En este capítulo, se explican las opciones de tratamiento del cáncer de próstata metastásico a distancia.

Acerca del cáncer de próstata metastásico

El cáncer de próstata metastásico es un cáncer que se ha extendido (ha hecho metástasis) fuera de la próstata y más allá de la pelvis a otras zonas del cuerpo.

Las zonas a las que suele extenderse el cáncer de próstata son las siguientes:

- Ganglios linfáticos más alejados de la próstata.
- Huesos de la columna vertebral, la pelvis o las costillas.
- Órganos como el hígado, los pulmones y el cerebro.

Es posible que ya tenga cáncer metastásico cuando se le diagnostique por primera vez. O bien, el cáncer puede hacer metástasis después de haber recibido tratamiento para el cáncer de próstata regional o en estadio temprano.

El cáncer de próstata metastásico puede ser difícil de tratar. Sin embargo, existen diversos tipos de tratamiento para tratar el cáncer, detener o ralentizar su avance, reducir los síntomas y prolongar la vida.

Tratamiento principal

El tratamiento principal para el cáncer de próstata metastásico es la hormonoterapia, específicamente el tratamiento de supresión androgénica (TSA).

El objetivo del TSA es reducir los andrógenos (principalmente la testosterona) hasta un punto en el que no sirvan de combustible para el cáncer. Este punto bajo se denomina nivel de castración, que es cuando la concentración de testosterona en el torrente sanguíneo es prácticamente cero.

Los pacientes con cáncer de próstata metastásico recién diagnosticado comenzarán un TSA para reducir la testosterona hasta el nivel de castración. Los pacientes con cáncer de próstata metastásico que ya están siendo tratados con TSA continuarán el tratamiento para mantener la testosterona en un nivel mínimo.

El TSA se presenta en varias formas. Entre ellas, se encuentran los fármacos (un agonista de la hormona liberadora de la hormona leutinizante [LHRH] con o sin un antiandrógeno, o un antagonista de la LHRH) o, en ocasiones, la cirugía (extirpación de los testículos).

Aunque el TSA es el tratamiento principal para el cáncer de próstata en estadio avanzado, ya no suele administrarse por sí solo. Agregar uno o dos tratamientos adicionales al TSA puede ayudarle a vivir más tiempo y con menos síntomas. Es posible que le llamen tratamiento doble (TSA + otro tratamiento) o tratamiento triple (TSA + dos tratamientos adicionales).

Los tratamientos adicionales incluyen una segunda hormonoterapia, quimioterapia, inmunoterapia, tratamiento dirigido y radiofármacos.

El tratamiento adicional que reciba dependerá de diversos aspectos. El primer aspecto es si el TSA sigue siendo eficaz para usted. En términos médicos, ¿su cáncer es **resistente a las hormonas** o **sensible a las hormonas**?

El **cáncer de próstata resistente a las hormonas** (también denominado cáncer de próstata resistente a la castración) es un cáncer que aprende a crecer sin utilizar la testosterona como combustible. Como resultado, la hormonoterapia ya no es tan eficaz contra este cáncer: la mayor parte del cáncer se vuelve "resistente" al TSA.

Si ha recibido TSA pero ya no le funciona bien, consulte la página 52 para informarse sobre las opciones de tratamiento para el cáncer de próstata metastásico resistente a las hormonas.

El **cáncer de próstata sensible a las hormonas** (también llamado cáncer de próstata sensible a la castración) no está siendo tratado actualmente con TSA o nunca ha sido tratado con TSA. (Esto no incluye el TSA administrado como tratamiento adicional a corto plazo, como la hormonoterapia administrada durante la radioterapia). Como resultado, este cáncer es "sensible" a la hormonoterapia. Es decir, la hormonoterapia se puede seguir utilizando para tratarlo.

También es posible que lo conozca por su nombre anterior, cáncer de próstata sin castración, que significa que la hormonoterapia es un tratamiento nuevo (no se ha recibido antes) para el cáncer.

Si esto describe el tipo de cáncer que usted tiene, consulte la siguiente sección sobre las opciones de tratamiento para el cáncer de próstata sensible a las hormonas.

"Cuando tenga que decidir sobre sus opciones de tratamiento, recuerde que aunque algunas decisiones deban tomarse con rapidez, no es conveniente apresurarse. Piense detenidamente en sus opciones y obtenga segundas o incluso terceras opiniones. Cuente con personas de confianza para hablar sobre sus opciones para que se sienta cómodo con las decisiones que toma".

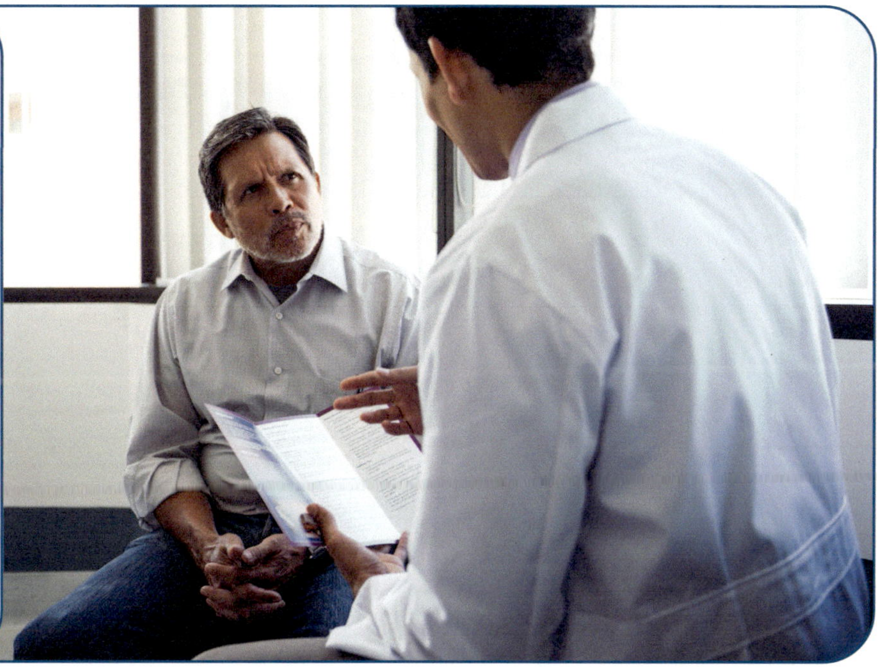

Tratamiento sensible a las hormonas

Como su nombre lo indica, el cáncer de próstata metastásico sensible a las hormonas se trata principalmente con hormonoterapia. El TSA se considera la primera hormonoterapia. Sin embargo, para tratar el cáncer de próstata en estadio avanzado, se suele añadir al TSA un segundo tratamiento reductor de hormonas. Este tratamiento puede impedir que el cáncer crezca y se extienda más. **Consulte la Guía 6.**

Tratamientos preferidos

Los tratamientos preferidos son los que cuentan con más pruebas de que funcionan bien y pueden ser más seguros que otras terapias. Las opciones de tratamiento preferidas para el cáncer de próstata sensible a las hormonas incluyen el TSA más un segundo fármaco reductor de hormonas (tratamiento doble).

La investigación médica ha demostrado que los pacientes que reciben TSA más otro medicamento reductor de hormonas tienden a vivir más que quienes solo reciben TSA.

Las opciones recomendadas para un segundo medicamento reductor de hormonas son abiraterona, apalutamida o enzalutamida. Su equipo de atención médica hablará con usted sobre qué medicamento puede ser el más adecuado para usted.

Si le recetan abiraterona, también le administrarán un corticoide para ayudar a reducir sus efectos secundarios.

Los tratamientos preferidos para el cáncer de próstata metastásico sensible a las hormonas también incluyen las opciones de tratamiento triple: TSA y un fármaco de quimioterapia (docetaxel) más un fármaco reductor de hormonas (abiraterona o darolutamida).

Esto supone una gran cantidad de medicamentos. Por lo tanto, el tratamiento triple suele recomendarse más para las personas que tienen diversas metástasis y que, además, pueden tolerar físicamente la quimioterapia mientras reciben hormonoterapia más otros tratamientos.

Guía 6
Tratamientos preferidos para el cáncer de próstata sensible a las hormonas

Opciones de tratamiento doble	TSA + abiraterona (Zytiga)		
	TSA + apalutamida (Erleada)		
	TSA + enzalutamida (Xtandi)		
Opciones de tratamiento triple	TSA + quimioterapia (docetaxel)	+	abiraterona (Zytiga)
			darolutamida (Nubeqa)

Otros tratamientos recomendados

Además de los tratamientos preferidos, también hay otros tratamientos recomendados. Otros tratamientos recomendados pueden no funcionar tan bien como los preferidos, pero también pueden ser útiles para tratar el cáncer.

Una de esas opciones es el TSA más radioterapia de haz externo (RTHE) para ayudar a impedir que el cáncer de próstata sensible a las hormonas de poco volumen se siga propagando. Cáncer de próstata de poco volumen significa tener ninguna o pocas metástasis en huesos o algunas metástasis en ganglios linfáticos distantes, sin metástasis en órganos internos. En algunos casos, se administra abiraterona además de TSA y RTHE para conseguir un efecto más potente.

Si bien este libro no enumera todos los demás tratamientos recomendados para el cáncer de próstata sensible a las hormonas, debe saber que también están a su disposición.

Consultas de seguimiento

Después del tratamiento, se le realizarán pruebas de seguimiento de forma regular para comprobar la eficacia del tratamiento y detectar cualquier signo o síntoma de que el cáncer ha regresado.

Si no tiene otros signos ni síntomas, es posible que su tratamiento actual esté manteniendo el cáncer bajo control. Su profesional de atención médica seguirá haciéndole pruebas. Si su estado permanece estable, seguirá con su tratamiento actual a menos que empiecen a producirse cambios o síntomas.

Si las pruebas de seguimiento revelan que el tratamiento no está funcionando y que el cáncer de próstata sensible a las hormonas está creciendo o extendiéndose, es posible que haya desarrollado un cáncer de próstata resistente a las hormonas. Este tema se trata a continuación.

Muchos pacientes con cáncer de próstata en estadio avanzado suelen recibir dos, tres o más terapias diferentes durante el tratamiento.

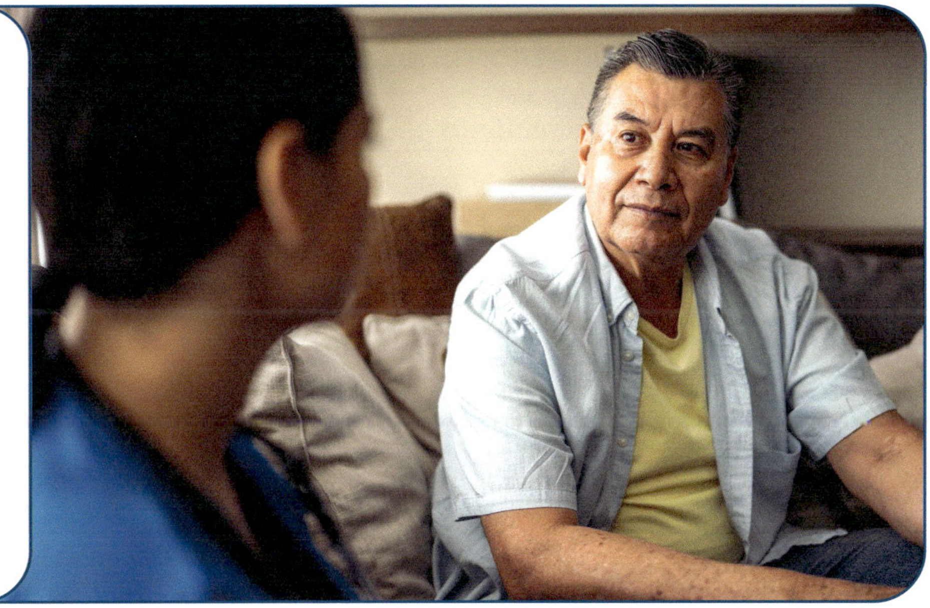

Tratamiento resistente a las hormonas

El cáncer de próstata metastásico resistente a las hormonas es un tipo de cáncer que sigue creciendo incluso cuando la testosterona está en un nivel muy bajo.

Esto puede ocurrir porque algunas células cancerosas aprenden a adaptarse y sobrevivir sin el suministro habitual de testosterona. Además, el cáncer puede obtener algunos andrógenos de las glándulas suprarrenales, que producen una pequeña cantidad de testosterona. Incluso el propio tumor puede crear andrógenos que ayuden a crecer a las células cancerosas. A medida que estas células se multiplican, el TSA pierde gradualmente su eficacia contra el cáncer.

TSA

Para tratar el cáncer de próstata metastásico resistente a las hormonas, es necesario que su testosterona se mantenga al nivel de castración. Por lo tanto, sigue siendo importante recibir el TSA. Su equipo de atención médica puede mantenerlo con el mismo TSA o solicitarle que cambie a otro medicamento.

Además del TSA, su equipo de atención médica le recomendará otros tratamientos. **Consulte la Guía 7.** El tratamiento que recibirá depende de distintos factores. Estos incluyen los siguientes:

- Su tratamiento anterior (si lo ha recibido).
- Localización de la metástasis en el cuerpo.
- Extensión de la enfermedad metastásica.
- Síntomas.
- Posibles efectos secundarios.
- Sus preferencias.

Además del TSA, las opciones de tratamiento para el cáncer de próstata metastásico resistente a las hormonas incluyen una segunda hormonoterapia, quimioterapia, inmunoterapia, tratamientos dirigidos a biomarcadores y radiofármacos, o una combinación de estos tratamientos.

Guía 7
Opciones de tratamiento preferidas para el cáncer de próstata resistente a las hormonas

	Tipo de tratamiento	Tratamiento	En qué momento
Opciones recomendadas	Segunda hormonoterapia	TSA + abiraterona (Zytiga)	Si **no** ha recibido tratamiento con abiraterona, enzalutamida, apalutamida o darolutamida antes
		TSA + enzalutamida (Xtandi)	
	Quimioterapia	TSA + docetaxel (Taxotere)	Si **no** ha recibido tratamiento con docetaxel antes
		TSA + cabazitaxel (Jevtana)	Si **ha recibido** tratamiento con docetaxel antes

También existen tratamientos especializados para aquellos con características particulares de cáncer de próstata resistente a las hormonas. En algunos casos, hay tratamientos específicos que funcionan mejor para personas con determinadas características del cáncer o circunstancias de salud. **Consulte la Guía 8.**

Si se le diagnosticó inicialmente un cáncer de próstata en estadio temprano o un cáncer de próstata sensible a las hormonas, es posible

Guía 8
Tratamientos para casos específicos de cáncer de próstata resistente a las hormonas

Caso específico	Tratamiento
Si tiene pocos síntomas o ninguno y el cáncer de próstata no se ha extendido a otros órganos internos	TSA + sipuleucel-T (Provenge)
Si tiene una mutación del gen *BRCA* y todavía no fue tratado con una segunda hormonoterapia	TSA + niraparib/abiraterona (Akeega) + prednisona
	TSA + olaparib (Lynparza) + abiraterona (Zytiga)
Si tiene una mutación del gen *BRCA* y ya fue tratado con hormonoterapia	TSA + rucaparib (Rubraca)
Si tiene una mutación del gen reparador del ADN (*BRCA* u otro) y todavía no fue tratado con una segunda hormonoterapia	TSA + talazoparib (Talzenna) + enzalutamida (Xtandi)
Si tiene una mutación del gen reparador del ADN (*BRCA* u otro) y ya fue tratado con hormonoterapia	TSA + olaparib (Lynparza)
Si tiene cáncer de próstata metastásico agresivo y el docetaxel no es una buena opción	TSA + cabazitaxel (Jevtana) + corticoide, con o sin carboplatino
Si necesita aliviar el dolor pero no puede recibir otros tratamientos	TSA + mitoxantrona (Novantrone) + prednisona
Si tiene metástasis óseas que causan síntomas pero no tiene otras metástasis	TSA + radio 223 (Xofigo)
Si su cáncer de próstata produce PSMA y ya ha recibido hormonoterapia	TSA + lutecio 177 (Pluvicto)
Si tiene determinadas mutaciones genéticas (alta inestabilidad microsatelital o alta carga mutacional tumoral) y ya fue tratado con hormonoterapia con o sin quimioterapia	TSA + pembrolizumab (Keytruda)

que ya haya recibido TSA y quimioterapia u hormonoterapia de nueva generación. Haber recibido cualquiera de estas terapias afectará al tratamiento que reciba a continuación.

Segunda hormonoterapia

El TSA es la primera hormonoterapia que se utiliza para tratar el cáncer de próstata metastásico. Si el cáncer de próstata se hace resistente a las hormonas, se suele agregar una segunda hormonoterapia. Una segunda hormonoterapia puede ralentizar el cáncer o impedir que se extienda más.

Las opciones preferidas de segunda hormonoterapia incluyen los tratamientos hormonales más recientes (de nueva generación):

- Abiraterona (Zytiga)
- Enzalutamida (Xtandi)

Otra segunda hormonoterapia

Si las segundas hormonoterapias preferidas no consiguen ralentizar el cáncer, existen otras opciones recomendadas de reducción hormonal:

- Agregar uno de los antiandrógenos de primera generación (nilutamida, flutamida o bicalutamida) puede ser eficaz si no es posible recurrir a las hormonoterapias más recientes debido a su costo o disponibilidad.
- También puede ser eficaz suspender un antiandrógeno. A veces, la suspensión del fármaco tiene el efecto contrario de reducir los niveles de PSA en algunos pacientes.
- Un corticoide (hidrocortisona, prednisona o dexametasona) puede ser un tratamiento hormonal reductor en sí mismo cuando se utiliza junto con el TSA.
- El ketoconazol (Nizoral) es una píldora que se prescribe ocasionalmente cuando no se puede utilizar o no está disponible una segunda hormonoterapia o quimioterapia. Se administra junto con un corticoide (hidrocortisona) para reducir los efectos secundarios, como las náuseas y los vómitos.

Quimioterapia

El TSA más quimioterapia puede ser el primer tratamiento para el cáncer de próstata metastásico o puede administrarse más adelante si otros tratamientos no han funcionado bien. La quimioterapia puede administrarse como fármaco único (por ejemplo, docetaxel) o en conjunto con otro (cabazitaxel y carboplatino) si el cáncer es más agresivo.

El docetaxel es la opción preferida para la quimioterapia. Otros fármacos para quimioterapia pueden utilizarse en determinados casos. Entre ellos están el cabazitaxel, el cisplatino, el carboplatino y la mitoxantrona. También puede tomar un corticoide (prednisona o dexametasona) para reducir los efectos secundarios de la quimioterapia.

Inmunoterapia

Los fármacos de inmunoterapia refuerzan el sistema inmunitario del organismo para combatir el cáncer. Sin embargo, la inmunoterapia para el cáncer de próstata se utiliza solo en determinados pacientes. Entre los fármacos de inmunoterapia se incluyen los siguientes:

- Sipuleucel-T (Provenge), que puede utilizarse en pacientes con cáncer de próstata metastásico resistente a las hormonas que presentan pocos síntomas o ninguno. Estos pacientes suelen tener una cantidad menor de cáncer y un sistema inmunitario más fuerte, lo que permite que esta inmunoterapia sea más eficaz. El uso de sipuleucel-T no está recomendado en pacientes con cáncer de próstata que se ha extendido a órganos internos.
- Pembrolizumab (Keytruda), que se recomienda solo para pacientes con cáncer

de próstata metastásico resistente a las hormonas que ha crecido o se ha extendido después de haber recibido quimioterapia y una segunda hormonoterapia. Los resultados de los estudios realizados a los pacientes también mostrarán cambios genéticos específicos (defectos en el ADN denominados deficiencia de reparación de desajustes y alta inestabilidad microsatelital).

Tratamiento dirigido

Los tratamientos dirigidos a biomarcadores solo son útiles en pacientes cuyo cáncer de próstata metastásico resistente a las hormonas está relacionado con mutaciones genéticas específicas. Estos fármacos se denominan inhibidores de PARP porque se dirigen a la PARP, una proteína que las células utilizan para reparar el ADN dañado.

Los tratamientos dirigidos a biomarcadores incluyen lo siguiente:

- Olaparib (Lynparza) más abiraterona y puede utilizarse un corticoide en pacientes con una mutación en el gen *BRCA* antes de someterse a una segunda hormonoterapia o quimioterapia. Olaparib también puede utilizarse en pacientes cuyo cáncer metastásico ha crecido o se ha extendido después de una segunda hormonoterapia (abiraterona o enzalutamida) y que tienen una mutación en un gen *BRCA* u otro gen que repara el ADN.
- Rucaparib (Rubraca) puede utilizarse en pacientes con una mutación en el gen *BRCA* cuyo cáncer ya ha sido tratado con una segunda hormonoterapia.
- Niraparib y abiraterona (Akeega) más prednisona es un tratamiento dirigido para pacientes con una mutación del gen *BRCA*. Los pacientes también deben estar recibiendo un agonista de la LHRH, un antagonista de la LHRH o haberse sometido a una orquiectomía (extirpación quirúrgica de los testículos).
- Talazoparib (Talzenna), administrado junto con enzalutamida (Xtandi), es otro nuevo tratamiento dirigido para pacientes con una mutación en un gen *BRCA* u otro gen reparador del ADN.

Radiofármacos

Si el tratamiento inicial u otros tratamientos no han funcionado bien, el equipo de atención médica puede indicarle un radiofármaco.

- El lutecio 177 (Pluvicto) no se utiliza hasta después de haber administrado una segunda hormonoterapia. Primero, se le hará una exploración por TEP-PSMA para confirmar que el tratamiento puede funcionar.
- El radio 223 (Xofigo) puede utilizarse si el cáncer de próstata se ha extendido principalmente a los huesos, pero no a los órganos internos. Solo debe utilizarse en combinación con TSA, no con una segunda hormonoterapia o quimioterapia.

Ensayo clínico

Participar en un ensayo clínico suele ser una opción. Puede intentar participar en un ensayo clínico en cualquier momento. No hace falta que espere hasta creer que no tiene más opciones.

Tratamiento complementario

El tratamiento complementario para pacientes con metástasis óseas incluye lo siguiente:

- **Tratamiento dirigido a los huesos:** denosumab o ácido zoledrónico para ayudar a prevenir las fracturas.
- **Radioterapia paliativa:** radiación directa a tumores óseos que causan dolor o que interfieren con las funciones corporales.

- **Otros tratamientos:** suplementos de calcio o vitamina D para ayudar a prevenir las fracturas.

Consultas de seguimiento

Después del tratamiento, se le realizarán pruebas de seguimiento regulares para comprobar la eficacia del tratamiento y los efectos secundarios del mismo. Las pruebas incluyen lo siguiente:

- Exploración física con análisis de PSA cada 3 a 6 meses o con mayor frecuencia.
- Estudios de diagnóstico por imágenes si aparecen síntomas de cáncer.
- Estudios de diagnóstico por imágenes según sea necesario para detectar el crecimiento o la extensión del cáncer.

Sin crecimiento ni extensión

Si el cáncer no crece ni se extiende, puede que su tratamiento actual lo esté manteniendo bajo control.

Su profesional de atención médica seguirá haciéndole pruebas. Si su estado permanece estable, seguirá con su tratamiento actual a menos que empiecen a producirse cambios o síntomas.

Con crecimiento o extensión

Si el cáncer crece o se extiende, el equipo de atención médica puede sugerirle que vuelva a probar un tratamiento anterior o que intente con un tratamiento nuevo y diferente.

Muchos pacientes con cáncer de próstata en estadio avanzado suelen recibir dos, tres o más terapias diferentes durante el tratamiento.

Si es posible, considere todas las opciones de tratamiento. Hable con su equipo sobre qué desea obtener del tratamiento. Puede pedir una segunda opinión antes de iniciar otro tratamiento. Puede explorar cualquier ensayo clínico que esté disponible. Además, siempre tiene la opción de interrumpir el tratamiento sistémico.

Se le seguirán ofreciendo tratamientos complementarios.

Muchas personas con diagnóstico de cáncer consideran útiles los grupos de apoyo.

Un grupo de apoyo ofrece la oportunidad de hablar con otras personas que están pasando o han pasado por experiencias similares.

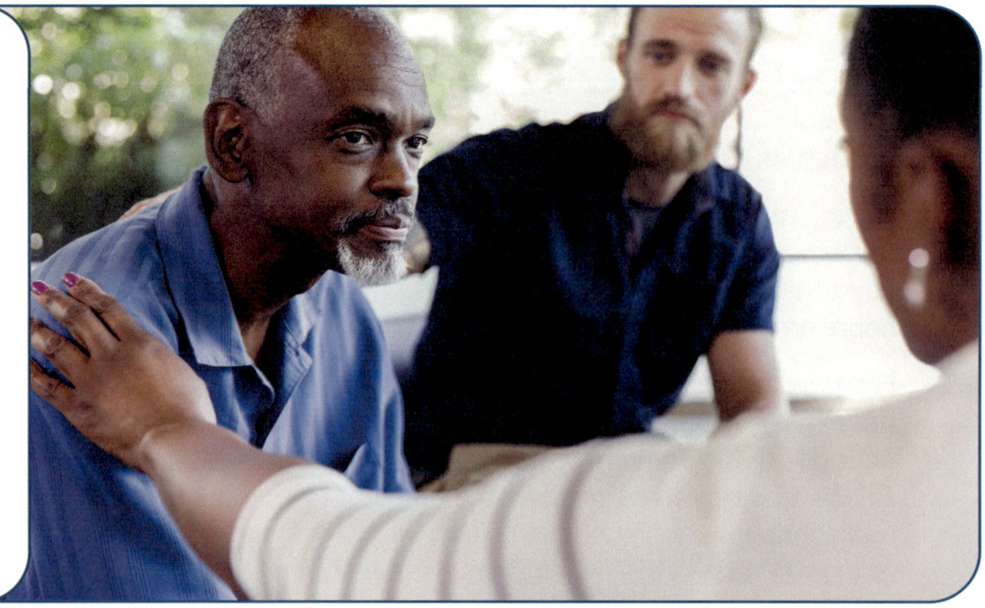

¿Cuál es el siguiente paso?

La vigilancia es una parte clave del plan de seguimiento. Asegúrese de continuar asistiendo a las consultas de seguimiento y permanecer en contacto con su equipo de atención médica.

Es habitual sentir frustración, rabia, arrepentimiento, desesperación e incertidumbre, incluso todo al mismo tiempo. Sepa que puede tener cáncer de próstata y seguir disfrutando de la vida después del diagnóstico y el tratamiento.

Intente disfrutar de la vida todo lo que pueda. Hable con familiares o amigos. Participe de un grupo de apoyo para conocer cómo afrontan su cáncer otros pacientes. O bien, hable con su médico u otro integrante de su equipo de atención médica. Ellos pueden recomendarle profesionales que lo ayuden a afrontar estos sentimientos y guiarlo en los próximos pasos.

Puntos clave

- El cáncer de próstata metastásico se ha extendido fuera de la próstata y más allá de la pelvis a otras zonas del cuerpo, como ganglios linfáticos, huesos u órganos distantes.
- El primer tratamiento para el cáncer de próstata metastásico en estadio avanzado suele ser el TSA. Agregar uno o dos tratamientos más al TSA puede ayudarlo a vivir más tiempo y con menos síntomas.
- El cáncer de próstata sensible a las hormonas se trata principalmente con hormonoterapia.
- El cáncer de próstata resistente a las hormonas ha aprendido a crecer sin utilizar la testosterona como combustible. Se trata con TSA y otro tipo de tratamiento, a menudo una hormonoterapia más reciente o quimioterapia.
- La segunda hormonoterapia suele agregarse al TSA como opción de tratamiento preferida para el cáncer de próstata en estadio avanzado.
- El cáncer de próstata y su tratamiento pueden hacerle sentir frustración, ira, remordimiento, desesperación e incertidumbre. Sepa que aún puede recuperar la felicidad tras el diagnóstico y el tratamiento.

Preguntas para hacer

- ¿Seguirá funcionando la hormonoterapia si ya la recibí?
- Si un tipo de hormonoterapia no funciona, ¿qué otros tratamientos tengo disponibles?
- ¿Qué tratamientos pueden mantener el cáncer bajo control y reducir mi dolor óseo?
- Si el cáncer regresa después de unos años, ¿qué tratamiento debería recibir entonces?
- ¿Debería considerar un ensayo clínico? ¿Podrían ayudarme a encontrar uno?

7

Tratamiento complementario y otra asistencia

El tratamiento complementario aborda los síntomas y efectos secundarios del cáncer de próstata, así como cuestiones psicológicas, sociales, económicas y espirituales. Hay muchos recursos disponibles para ayudarlo a sentirse mejor y responder a sus preguntas.

La principal preocupación de la mayoría de los pacientes con cáncer es encontrar un tratamiento que funcione.

Sin embargo, el cáncer no se limita al tratamiento. El tratamiento del cáncer puede ser una montaña rusa que incluye muchos desafíos físicos y emocionales adicionales. Es importante que sepa que puede obtener apoyo para estos desafíos.

Tratamiento complementario

El tratamiento complementario ayuda a mejorar su calidad de vida durante el tratamiento del cáncer y después de este. El objetivo del tratamiento complementario (también denominado cuidados paliativos) es prevenir o controlar los efectos secundarios y los síntomas, como el dolor y la fatiga relacionados con el cáncer.

El tratamiento complementario también aborda los problemas mentales, sociales y espirituales a los que se enfrentan las personas con cáncer.

El tratamiento complementario está disponible para todas las personas con cáncer y sus familias, no solo para las que se encuentran al final de la vida.

También puede ayudar en los siguientes aspectos:

- Toma de decisiones sobre el tratamiento.
- Coordinación de la atención médica.
- Pago de la atención médica.
- Planificación anticipada de la atención y relacionada con el final de la vida.

Es importante que hable francamente con su equipo de atención médica sobre el tratamiento complementario.

Algunos centros médicos cuentan con orientadores de pacientes u otros miembros del personal que coordinan los tratamientos complementarios no clínicos. Haga preguntas y póngase en contacto con ellos si necesita más información sobre el tratamiento complementario.

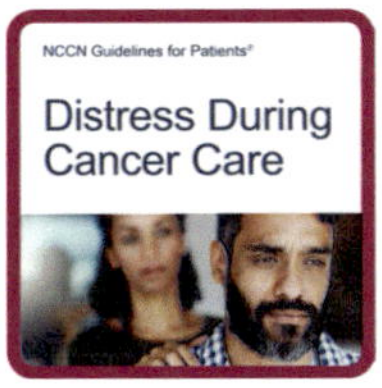

Es importante pedir ayuda

La depresión, la ansiedad, el miedo y la angustia son sentimientos muy habituales en las personas con cáncer. Estos sentimientos pueden dificultar la lucha contra el cáncer y su tratamiento. Pueden frenarlo incluso cuando quiere seguir adelante.

Obtener ayuda cuando siente preocupación o desesperanza es una parte importante del tratamiento del cáncer. Si siente ansiedad o agobio, pida ayuda a su equipo de atención médica.

Puede encontrar más información sobre el cáncer y la angustia en NCCN.org/patientguidelines y en la aplicación NCCN Patient Guides for Cancer.

Ansiedad y depresión

Muchas personas con cáncer de próstata presentan síntomas de angustia, como ansiedad y depresión. Es posible que sienta ansiedad durante las pruebas, o que padezca depresión durante una parte difícil del tratamiento, o porque su vida ya no es la misma que antes del cáncer. Informe a su equipo de atención médica si tiene estos síntomas para que puedan ayudarlo.

La ayuda puede incluir grupos de apoyo, psicoterapia o medicamentos. En su centro oncológico, encontrará orientadores de pacientes, trabajadores sociales y otros expertos que pueden ayudarlo. Algunas personas también se sienten mejor haciendo ejercicio, hablando con sus seres queridos o relajándose.

Grupos de apoyo

Muchas personas con diagnóstico de cáncer consideran útiles los grupos de apoyo. Un grupo de apoyo ofrece la oportunidad de hablar con otras personas que están pasando o han pasado por experiencias similares.

Los grupos de apoyo suelen incluir a personas en diferentes etapas del tratamiento. Algunas pueden estar recién diagnosticadas, mientras que otras pueden haber terminado el tratamiento. Si no hay grupos de apoyo para personas con cáncer en su hospital o en su comunidad, consulte los recursos en Internet que aparecen en la página 66 de este libro.

Preocupaciones económicas

El tratamiento del cáncer de próstata puede tener un costo económico abrumador. Por ello, muchas personas con cáncer de próstata y sus seres queridos luchan para hacer frente al costo del tratamiento, así como al estrés que conlleva pagarlo.

Para empeorar las cosas, es posible que falte al trabajo durante el tratamiento o se quede sin empleo. También puede tener problemas para pagar o conseguir medicamentos. Quizás tenga un seguro de salud modesto, o no tenga uno.

"Informe a su médico si tiene sentimientos inusuales de tristeza, pérdida de interés por las actividades, ansiedad y problemas para dormir. Muchas personas tienen estos sentimientos, y no deben quedar sin tratamiento".

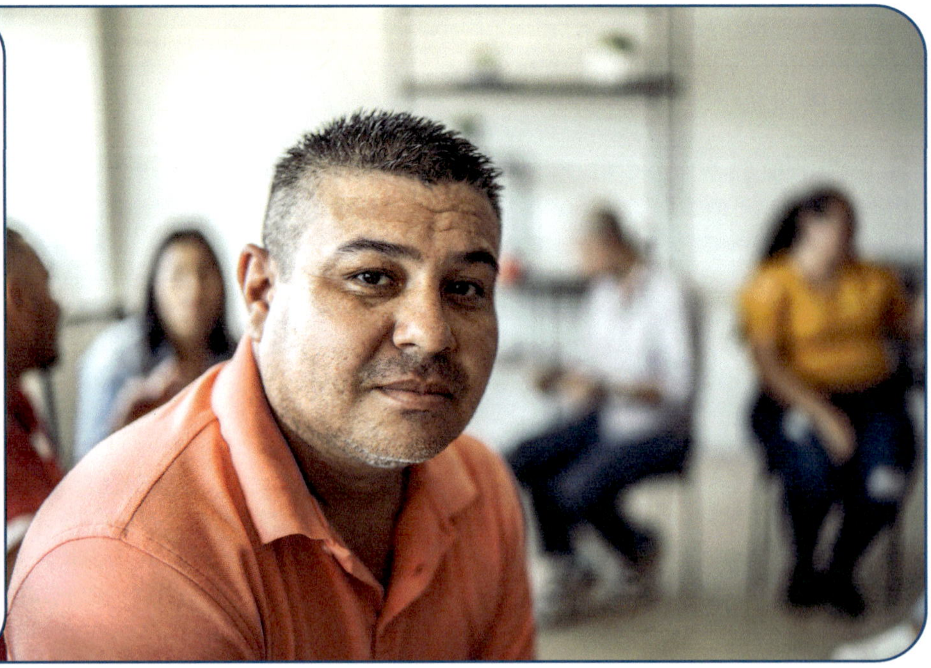

Si tiene problemas para pagar la comida, la vivienda, el tratamiento, la atención de seguimiento y otros gastos, o tiene dificultades para acudir a las citas, hable con el trabajador social de su equipo de atención médica, el orientador de pacientes y el personal de servicios financieros del hospital. Ellos pueden ayudarlo a encontrar ayuda económica y opciones de transporte.

También puede hablar con su equipo de atención médica sobre los problemas que tenga con el trabajo, el seguro médico o las finanzas. En el plan de tratamiento, su equipo puede incluir información para ayudarlo a gestionar sus finanzas y costos médicos.

Si sus médicos y cuidadores no hablan de cómo pagar el tratamiento, está bien que usted les pregunte antes.

Supervivencia

La supervivencia se centra en la salud y el bienestar de una persona con cáncer desde el diagnóstico hasta el final de su vida. Esto incluye los efectos físicos, mentales, emocionales, sociales y económicos del cáncer que comienzan en el momento del diagnóstico, continúan durante el tratamiento y surgen posteriormente.

La supervivencia también incluye preocupaciones por los cuidados de seguimiento, los efectos tardíos del tratamiento, la recidiva del cáncer y la calidad de vida. El apoyo de familiares, amigos y cuidadores también es una parte importante de la supervivencia.

Considerar la calidad de vida

Calidad de vida es un término que se utiliza a menudo en la atención oncológica. Se refiere al disfrute general de la vida de una persona, incluida su sensación de bienestar y su capacidad para participar en las actividades habituales.

Para algunas personas, el tratamiento agresivo del cáncer puede prolongar su existencia pero reducir su calidad de vida. Esta es una de las razones por las que la calidad de vida debe tenerse muy en cuenta a la hora de tomar decisiones sobre el tratamiento del cáncer.

Consulte más información sobre la supervivencia en *NCCN Guidelines for Patients: Atención a los sobrevivientes para una vida saludable* y *Atención a los sobrevivientes para los efectos tardíos y a largo plazo relacionados con el cáncer*, disponible en NCCN.org/patientguidelines y en la aplicación NCCN Patient Guides for Cancer.

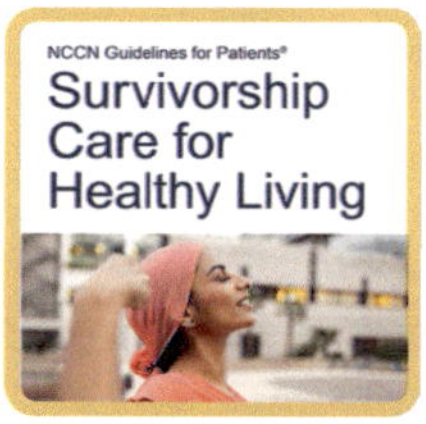

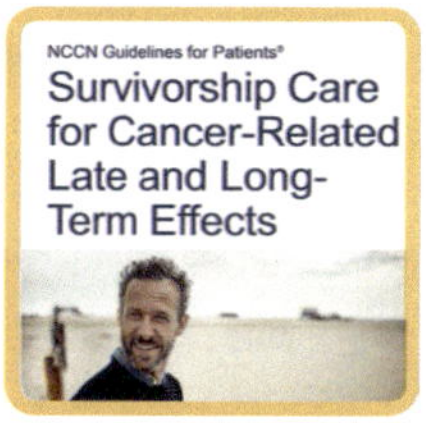

Planificación anticipada de la atención

Cuando el cáncer se diagnostica en una fase avanzada o sigue avanzando a pesar de todos los esfuerzos de tratamiento, puede ser el momento de plantearse qué le espera en el futuro. Incluso cuando el cáncer es curable, se debe empezar a hablar del futuro al iniciar el tratamiento.

Esta exploración de lo que es importante para usted se denomina planificación anticipada de la atención.

La planificación anticipada de la atención es para todos, no solo para las personas que están muy enfermas. La planificación anticipada de la atención significa decidir qué cuidados desearía recibir en caso de no poder tomar decisiones médicas por sí mismo. Es una manera de cerciorarse de que sus deseos se entiendan y se respeten.

El objetivo es que usted reciba los mejores cuidados posibles al final de su vida. Los pacientes con cáncer incurable pueden establecer con tiempo una planificación anticipada de la atención que les ayude a sentirse menos estresados y más capaces de afrontar su enfermedad.

El proceso de planificación anticipada de la atención médica comienza con una conversación franca y honesta con su equipo de atención médica sobre su pronóstico (lo que puede experimentar en los próximos meses) y los medicamentos o tratamientos que pueden ofrecerle la mejor calidad de vida.

La calidad de vida se refiere al disfrute general de la vida de una persona, incluida su sensación de bienestar y su capacidad para participar en sus actividades habituales.

Esta conversación debe incluir a personas importantes en su vida, como su cónyuge o pareja y los familiares o amigos que probablemente le acompañen al final de su vida.

Deje en claro sus deseos. Es importante que todos comprendan claramente los objetivos de su atención y sus deseos personales sobre lo que debe hacerse y lo que no. Puede decidir si hay un punto en el que desee interrumpir el tratamiento del cáncer. También puede decidir qué tratamientos desea para aliviar los síntomas.

“Sea su propio defensor. Converse con alguien que haya pasado por lo mismo que usted. Haga muchas preguntas, incluso las que tenga miedo de hacer. Tiene que protegerse y cerciorarse de tomar las mejores decisiones y recibir la mejor atención para su caso en particular”.

Una vez que haya tomado estas decisiones, deberá completar un documento legal en el que se explique lo que desea que se haga en caso de que no pueda comunicárselo usted mismo a su equipo de atención médica. Este documento se denomina directiva anticipada. Los profesionales de atención médica están obligados a seguir las instrucciones de un documento de voluntades anticipadas cuando usted esté demasiado enfermo para tomar decisiones sobre su atención.

Informe a su equipo de atención médica y a su familia sobre sus voluntades anticipadas y su contenido. Entregue una copia de sus voluntades anticipadas a todos sus médicos. Asegúrese de entregar una copia a cualquier persona a la que haya autorizado a tomar decisiones en su nombre (apoderado para asuntos médicos).

Si su familia o sus seres queridos no están de acuerdo con su planificación, hable con su equipo de atención médica. A veces, ellos u otros especialistas pueden ayudarlos a usted y a su familia a superar estas difíciles conversaciones.

Puede modificar su plan anticipado de atención en cualquier momento. Las conversaciones frecuentes con su equipo de atención médica pueden ser de gran ayuda.

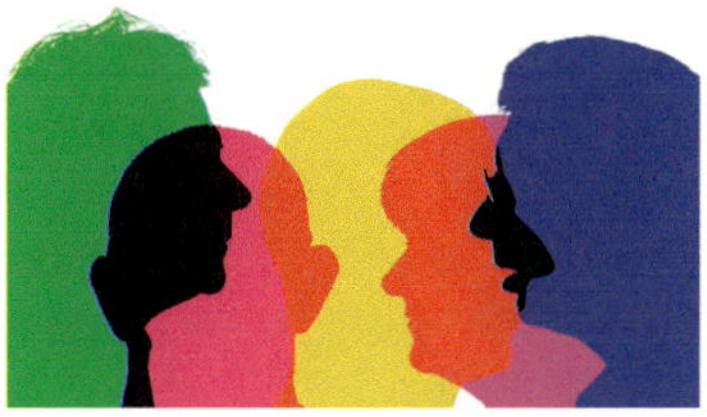

Cuestiones en las que pensar a la hora de tomar decisiones sobre el tratamiento

Considere todas las opciones. No hay respuestas "correctas".
La decisión correcta es la mejor para usted. Considerar:

Sus preferencias personales	frente a	Las recomendaciones de los profesionales de atención médica
Recibir un tratamiento definitivo	frente a	Mantener abiertas otras opciones de tratamiento
Longevidad	frente a	Calidad de vida
Viajar para recibir el tratamiento	frente a	Quedarse cerca del hogar y la familia
Recibir más tratamiento	frente a	Tener más efectos secundarios
Someterse ahora a un tratamiento estándar cubierto por su plan de salud	frente a	Esperar un tratamiento especializado, que requiere la aprobación de su plan de salud

Consideraciones para el final de la vida

Los cuidados al final de la vida proporcionan apoyo médico, psicológico y espiritual a las personas que están cerca del final de la vida, así como a sus seres queridos. El objetivo es el bienestar, no la curación. También pueden denominarse cuidados paliativos o cuidados terminales.

Tenga en cuenta que los cuidados paliativos son un tipo especial de atención al final de la vida. Los cuidados terminales se refieren específicamente a una prestación del seguro para personas con una expectativa de vida de 6 meses o menos. Los cuidados terminales ayudan a las personas que se encuentran al final de la vida aportando proveedores de cuidados y recursos adicionales, como la atención domiciliaria.

El objetivo de los cuidados al final de la vida es dar a las personas la mejor vida posible en el tiempo que les queda. Los cuidados pueden prestarse en el hogar, en un centro de cuidados paliativos o incluso en el hospital. Uno de los principales objetivos es que no sienta dolor y asegurarse de que pueda dejar este mundo cómodamente y con dignidad. Los médicos, enfermeras, trabajadores sociales y capellanes especializados en cuidados paliativos son expertos en ayudar a los pacientes a superar los desafíos espirituales y emocionales que supone afrontar el final de la vida.

Proporcionar apoyo a los familiares es una parte fundamental de los cuidados paliativos. La mayoría de los programas ofrecen asesoramiento y grupos de apoyo a los familiares, incluso después de la muerte del paciente. Esto se conoce como duelo. Puede ser muy reconfortante saber que sus seres queridos contarán con ese tipo de apoyo cuando usted ya no esté.

Puntos clave

- El tratamiento complementario sirve para aliviar los síntomas y los efectos secundarios, así como para otros problemas de salud relacionados con el cáncer.
- El tratamiento complementario se aplica en cualquier estadio de la enfermedad, no solo al final de la vida.
- El tratamiento complementario afecta a todos los aspectos de la persona, no solo a su cáncer.
- Muchas personas con cáncer de próstata presentan ansiedad y depresión. Existe ayuda disponible.
- Un grupo de apoyo ofrece la oportunidad de hablar con otras personas que han pasado por experiencias similares.
- Para obtener ayuda económica y opciones de transporte, hable con el trabajador social de su equipo de atención médica, el orientador de pacientes y el personal de los servicios financieros del hospital.
- La planificación anticipada de la atención se realiza para garantizar que se comprenden y respetan sus deseos del final de la vida.

Preguntas para hacer

- ¿Con quién debo hablar sobre vivienda, preparación de comidas y otras necesidades básicas?
- ¿Qué asistencia existe para el transporte, el cuidado de los niños y la atención domiciliaria?
- ¿Quién puede informarme sobre mis opciones de seguro médico y ayudarme a solicitar cobertura?
- ¿Cuánto debo pagar por mi tratamiento? ¿Qué ayuda existe para pagar los medicamentos y otros tratamientos?
- ¿Cómo me conecto con los demás para crear un sistema de apoyo?

8
Otros recursos

¿Quiere saber más? Aquí le explicamos cómo obtener ayuda adicional.

Qué más hay que saber

Este libro puede ayudarle a mejorar su atención oncológica. En él, se explican con claridad las recomendaciones de los expertos y se sugieren preguntas que puede hacerle a su equipo de atención médica. Pero no es el único recurso que tiene.

Puede recibir tanta información y ayuda como necesite. A muchas personas les interesa saber más sobre los siguientes temas:

- Ayuda para elegir el tratamiento adecuado.
- Riesgos de incontinencia urinaria y efectos secundarios sexuales.
- Segunda opinión sobre los resultados de los estudios o la planificación del tratamiento.
- Manejo de los miedos, la ansiedad o el desánimo.
- Contacto con otras personas que tengan cáncer de próstata.

Qué más hacer

Su centro de salud puede ayudar con los próximos pasos. Suelen disponer de recursos *in situ* para ayudar a satisfacer sus necesidades y encontrar respuestas a sus preguntas. Los centros de salud también pueden informarle de los recursos existentes en su comunidad.

Además de la ayuda de sus profesionales de atención médica, los recursos enumerados en la siguiente sección proporcionan apoyo a muchas personas como usted. Consulte la lista y visite los sitios web que se indican para obtener más información sobre estas organizaciones.

Dónde obtener ayuda

AnCan Foundation
ancan.org

CanCare, Inc.
Cancare.org

Cancer*Care*
cancercare.org

Cancer Hope Network
cancerhopenetwork.org

Cancer Survivor Care
cancersurvivorcare.org

FORCE: Facing Our Risk of Cancer Empowered
facingourrisk.org

Imerman Angels
imermanangels.org

Malecare
malecare.org

My Faulty Gene
myfaultygene.org

National Alliance of State Prostate Cancer Coalitions (NASPCC)
naspcc.org

National Coalition for Cancer Survivorship
canceradvocacy.org

National Prostate Cancer Awareness Foundation, Inc. (PCaAware)
pcaaware.org

Prostate Conditions Education Council (PCEC)
prostateconditions.org

Prostate Health Education Network (PHEN)
prostatehealthed.org

Triage Cancer
triagecancer.org

ZERO Prostate Cancer
zerocancer.org

Preguntas para hacer

- ¿Sugiere opciones diferentes a las que recomienda NCCN? Si es así, ¿por qué?
- ¿Deberé realizarme análisis del PSA, exámenes de tacto rectal y biopsias de por vida?
- ¿Qué pasa si no hago nada?
- Si tengo un riesgo hereditario de cáncer de próstata, ¿significa que mis hijos también lo tendrán?
- ¿Cómo puedo obtener una segunda opinión?

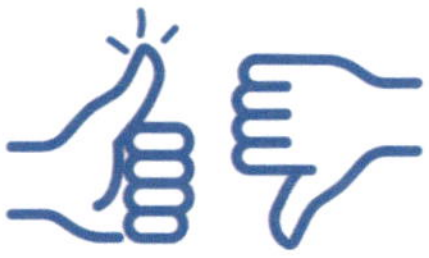

¡Cuéntenos qué opina!

Tómese un momento para completar una encuesta en línea sobre NCCN Guidelines for Patients.
NCCN.org/patients/response

Palabras que debe conocer

agonista de la hormona liberadora de la hormona luteinizante (LHRH)
Medicamento que actúa en el cerebro para evitar que los testículos produzcan testosterona.

agrandamiento de la próstata
Crecimiento excesivo del tejido de la próstata que no se debe al cáncer. También se conoce como hiperplasia prostática benigna (HPB).

anatomopatólogo
Médico que se especializa en el análisis de células y tejidos para detectar enfermedades.

antagonista de la hormona liberadora de la hormona luteinizante (LHRH)
Medicamento que actúa en el cerebro para evitar que los testículos produzcan testosterona.

antiandrógeno
Medicamento que impide la acción de la hormona testosterona.

antígeno de membrana específico de la próstata (PSMA)
Proteína que se encuentra en la superficie de las células del cáncer de próstata. El PSMA es un biomarcador de las células del cáncer de próstata.

antígeno prostático específico (PSA)
Proteína producida por la próstata que ayuda al semen a transportar los espermatozoides. El PSA se mide en nanogramos por mililitro de sangre (ng/ml).

biopsia
Procedimiento mediante el cual se toman muestras de fluidos o tejidos para analizarlas y detectar una enfermedad.

cáncer de próstata en estadio avanzado
El cáncer se ha extendido fuera de la próstata a otras partes del cuerpo. Esto incluye el cáncer de próstata regional y metastásico.

cáncer de próstata en estadio temprano
El cáncer de próstata se desarrolla lentamente y permanece en la próstata.

cáncer de próstata metastásico
El cáncer que se extiende más allá de la próstata a otras partes del cuerpo.

cáncer de próstata regional
El cáncer que se ha extendido desde la próstata a las zonas vecinas, pero no más allá.

castración
Cirugía mediante la que se extirpan los testículos o medicamentos que inhiben la función de los testículos para reducir al mínimo los niveles de testosterona.

cuidados paliativos
Atención de los síntomas del cáncer y los efectos secundarios del tratamiento oncológico. También se le llama tratamiento complementario.

disfunción eréctil
Falta de flujo sanguíneo hacia el pene que limita la erección o la capacidad para mantenerla.

ecografía
Un tipo de estudio de diagnóstico por imágenes que usa ondas sonoras para tomar imágenes del interior del cuerpo.

ecografía transrectal (TRUS)
Un tipo de estudio de diagnóstico por imágenes que usa ultrasonido para ver la glándula prostática, con frecuencia para ayudar a guiar la biopsia de próstata.

estadificación
El proceso de clasificar la extensión del cáncer en el cuerpo.

examen de tacto rectal
Examen de la próstata mediante su palpación a través de la pared del recto.

expectativa de vida
Cantidad de años que probablemente viva una persona según las estadísticas de otras personas en circunstancias similares.

factor de riesgo
Algo que aumenta la posibilidad de contraer una enfermedad.

ganglios linfáticos
Pequeñas agrupaciones repartidas por todo el cuerpo que filtran el líquido linfático para eliminar los gérmenes.

hormonoterapia
Un tratamiento del cáncer que detiene la fabricación o la acción de las hormonas. También se conoce como tratamiento de supresión androgénica.

incontinencia urinaria
Afección de salud en la que no se puede controlar la liberación de orina.

linfadenectomía pélvica (PLND)
Operación mediante la que se extirpan los ganglios linfáticos que se encuentran en la zona pélvica.

margen quirúrgico
Tejido de aspecto normal alrededor del tumor que se extirpa durante una operación.

metástasis
Extensión de las células cancerosas del lugar en donde se inició a un nuevo sitio en el cuerpo.

mutación de la línea germinal
Cambio genético que se transmite de padres a hijos biológicos. También se conoce como mutación hereditaria.

mutación somática
Un cambio no hereditario en el ADN que sucedió después de la concepción. También se conoce como mutación adquirida.

observación
Período de conducta expectante de la aparición o del crecimiento del cáncer mientras no se recibe tratamiento.

orquiectomía
Operación para reducir la testosterona del cuerpo mediante la extirpación de uno o ambos testículos.

perineo
La región del cuerpo entre el escroto y el ano.

persistencia del PSA
Cuando el nivel de PSA sigue siendo detectable después del tratamiento del cáncer de próstata.

prostatectomía radical
Operación mediante la que se extirpa toda la próstata y también el tejido circundante, las vesículas seminales y, en ocasiones, los ganglios linfáticos cercanos.

radioterapia
Tratamiento que utiliza rayos de alta energía (radiación) para eliminar las células cancerosas y evitar que se formen células nuevas.

radioterapia de haz externo (RTHE)
Tratamiento en el que una máquina fuera del cuerpo dirige la radiación con precisión hacia el cáncer que se encuentra dentro del cuerpo.

recidiva
La reaparición del cáncer después de un período sin enfermedad.

recidiva del PSA
Cuando el nivel de PSA disminuye después del tratamiento del cáncer de próstata, pero luego vuelve a subir.

resonancia magnética (RM)
Estudio que usa ondas sonoras e imanes potentes para tomar fotografías del interior del cuerpo.

sistema linfático
Red de órganos y vasos que combate las infecciones y transporta un líquido llamado linfa.

testosterona
Hormona que ayuda al funcionamiento de los órganos sexuales masculinos.

tomografía computarizada (TC)
Estudio de diagnóstico por imágenes que usa rayos X desde varios ángulos para tomar imágenes de sección transversal del interior del cuerpo.

tomografía por emisión de positrones (TEP)
Un estudio que utiliza material radioactivo para ver la forma y la función de partes del cuerpo.

tratamiento complementario
Atención de los síntomas del cáncer y los efectos secundarios del tratamiento oncológico. También se le llama "cuidados paliativos".

tratamiento de supresión androgénica (TSA)
Hormonoterapia que impide que el cuerpo produzca testosterona o bloquea el uso de testosterona por parte de las células cancerosas. El TSA se puede administrar mediante medicamentos o cirugía.

uretra
Tubo que lleva la orina desde la vejiga hasta el exterior del cuerpo a través del pene. También expulsa el semen.

vesículas seminales
Glándulas que producen y almacenan parte del fluido que se transforma en semen.

¡Nos interesan sus comentarios!

Nuestro objetivo es brindar información útil y fácil de entender sobre el cáncer. Realice nuestra encuesta para decirnos qué hicimos bien y qué podríamos mejorar.
NCCN.org/patients/feedback

Colaboradores de NCCN

Esta guía para pacientes se basa en NCCN Clinical Practice Guidelines in Oncology (NCCN Guidelines®) para la detección del cáncer de próstata, versión 2.2025. Fue adaptada, revisada y publicada con la colaboración de las siguientes personas:

Dorothy A. Shead, máster en Ciencias
Directora ejecutiva de Operaciones de Información para Pacientes

John Murphy
Redactor médico sénior

Susan Kidney
Especialista ejecutiva en Diseño Gráfico

La Guía NCCN Clinical Practice Guidelines in Oncology (NCCN Guidelines®) para el cáncer de próstata, versión 2.2025 fue elaborada por los siguientes miembros del panel de NCCN:

Dr. Daniel E. Spratt
Case Comprehensive Cancer Center/ University Hospitals Seidman Cancer Center and Cleveland Clinic Taussig Cancer Institute

Dra. Sandy Srinivas
Stanford Cancer Institute

Dr. Nabil Adra, máster en Ciencias
Indiana University Melvin and Bren Simon Comprehensive Cancer Center

Dr. Bilawal Ahmed
The University of Tennessee Health Science Center

Dr. Yi An
Yale Cancer Center/Smilow Cancer Hospital

Dra. Rhonda Bitting
Duke Cancer Institute

Dr. Brian Chapin
The University of Texas MD Anderson Cancer Center

Dra. Heather H. Cheng, doctora en Medicina
Fred Hutchinson Cancer Center

Dr. Steve Y. Cho
University of Wisconsin Carbone Cancer Center

Dr. Anthony Victor D'Amico, doctor en Medicina
Dana-Farber/Brigham and Women's Cancer Center | Mass General Cancer Center

Dr. Neil Desai, máster en Ciencias de la Salud
UT Southwestern Simmons Comprehensive Cancer Center

Dra. Tanya Dorff
City of Hope National Cancer Center

Dr. James A. Eastham
Memorial Sloan Kettering Cancer Center

Thomas A. Farrington, licenciado en Ingeniería Eléctrica
Prostate Health Education Network (PHEN)

* Dr. Xin Gao
Dana-Farber/Brigham and Women's Cancer Center | Mass General Cancer Center

Dra. Shilpa Gupta
Case Comprehensive Cancer Center/ University Hospitals Seidman Cancer Center and Cleveland Clinic Taussig Cancer Institute

Dr. Joseph E. Ippolito, doctor en Medicina
Siteman Cancer Center, Barnes-Jewish Hospital and Washington University School of Medicine

Dr. R. Jeffrey Barnes
Mayo Clinic Comprehensive Cancer Center

Dr. Amar Kishan
UCLA Jonsson Comprehensive Cancer Center

Dr. Michael Kuettel, doctor en Medicina, magíster en Dirección de Empresas
Roswell Park Comprehensive Cancer Center

Dr. Joshua M. Lang, máster en Ciencias
University of Wisconsin Carbone Cancer Center

Dr. Daniel Lee, máster en Ciencias
Abramson Cancer Center, University of Pennsylvania

Dra. Tamara Lotan
Johns Hopkins Kimmel Cancer Center

Dr. Todd Morgan
University of Michigan Rogel Cancer Center

Dr. Rodrigo Pessoa, doctor en Medicina
Moffitt Cancer Center

Dr. Soroush Rais-Bahrami, máster en Dirección de Empresas
O'Neal Comprehensive Cancer Center, UAB

Dr. Mack Roach, III
UCSF Helen Diller Family Comprehensive Cancer Center

Dr. Tyler Robin, doctor en Medicina
University of Colorado Cancer Center

Stan Rosenfeld
University of California San Francisco Patient Services Committee Chair

* Dra. Kristen R. Scarpato, máster en Salud Pública
Vanderbilt-Ingram Cancer Center

Dr. Ahmad Shabsigh
The Ohio State University Comprehensive Cancer Center - James Cancer Hospital and Solove Research Institute

Dr. Russell Szmulewitz
The UChicago Medicine Comprehensive Cancer Center

* Dr. Benjamin A. Teply
Fred & Pamela Buffett Cancer Center

Dr. Jonathan Tward, doctor en Medicina
Huntsman Cancer Institute, University of Utah

Dr. Richard Valicenti
UC Davis Comprehensive Cancer Center

Dr. David VanderWeele, doctor en Medicina
Robert H. Lurie Comprehensive Cancer Center, Northwestern University

Dra. Jessica Karen Wong
Fox Chase Cancer Center

NCCN

Deborah Freedman-Cass, doctora en Medicina
Gerenta sénior de Operaciones de Contenido Clínico

Emily Kovach
Especialista en Diseño de Guías

* Revisaron esta guía para pacientes. Para divulgaciones, visite NCCN.org/disclosures.

Centros oncológicos de NCCN

Abramson Cancer Center,
University of Pennsylvania
Filadelfia, Pensilvania
+1 800.789.7366 • *pennmedicine.org/cancer*

Case Comprehensive Cancer Center/
University Hospitals Seidman Cancer Center and
Cleveland Clinic Taussig Cancer Institute
Cleveland, Ohio
UH Seidman Cancer Center
+1 800.641.2422 • *uhhospitals.org/services/cancer-services*
CC Taussig Cancer Institute
+1 866.223.8100 • *my.clevelandclinic.org/departments/cancer*
Case CCC
+1 216.844.8797 • *case.edu/cancer*

City of Hope National Medical Center
Duarte, California
+1 800.826.4673 • *cityofhope.org*

Dana-Farber/Brigham and Women's Cancer Center |
Mass General Cancer Center
Boston, Massachusetts
+1 877.442.3324 • *youhaveus.org*
+1 617.726.5130 • *massgeneral.org/cancer-center*

Duke Cancer Institute
Durham, Carolina del Norte
+1 888.275.3853 • *dukecancerinstitute.org*

Fox Chase Cancer Center
Filadelfia, Pensilvania
+1 888.369.2427 • *foxchase.org*

Fred & Pamela Buffett Cancer Center
Omaha, Nebraska
+1 402.559.5600 • *unmc.edu/cancercenter*

Fred Hutchinson Cancer Center
Seattle, Washington
+1 206.667.5000 • *fredhutch.org*

Huntsman Cancer Institute, University of Utah
Salt Lake City, Utah
+1 800.824.2073 • *healthcare.utah.edu/huntsmancancerinstitute*

Indiana University Melvin and Bren Simon
Comprehensive Cancer Center
Indianápolis, Indiana
+1 888.600.4822 • *www.cancer.iu.edu*

Johns Hopkins Kimmel Cancer Center
Baltimore, Maryland
+1 410.955.8964
www.hopkinskimmelcancercenter.org

Mayo Clinic Comprehensive Cancer Center
Phoenix/Scottsdale, Arizona
Jacksonville, Florida
Rochester, Minnesota
+1 480.301.8000 • Arizona
+1 904.953.0853 • Florida
+1 507.538.3270 • Minnesota
mayoclinic.org/cancercenter

Memorial Sloan Kettering Cancer Center
Nueva York, Nueva York
+1 800.525.2225 • *mskcc.org*

Moffitt Cancer Center
Tampa, Florida
+1 888.663.3488 • *moffitt.org*

O'Neal Comprehensive Cancer Center, UAB
Birmingham, Alabama
+1 800.822.0933 • *uab.edu/onealcancercenter*

Robert H. Lurie Comprehensive Cancer Center,
Northwestern University
Chicago, Illinois
+1 866.587.4322 • *cancer.northwestern.edu*

Roswell Park Comprehensive Cancer Center
Búfalo, Nueva York
+1 877.275.7724 • *roswellpark.org*

Siteman Cancer Center, Barnes-Jewish Hospital
and Washington University School of Medicine
San Luis, Misuri
+1 800.600.3606 • *siteman.wustl.edu*

St. Jude Children's Research Hospital/
The University of Tennessee Health Science Center
Memphis, Tennessee
+1 866.278.5833 • *stjude.org*
+1 901.448.5500 • *uthsc.edu*

Stanford Cancer Institute
Stanford, California
+1 877.668.7535 • *cancer.stanford.edu*

The Ohio State University Comprehensive Cancer Center -
James Cancer Hospital and Solove Research Institute
Columbus, Ohio
+1 800.293.5066 • *cancer.osu.edu*

The UChicago Medicine Comprehensive Cancer Center
Chicago, Illinois
+1 773.702.1000 • *uchicagomedicine.org/cancer*

The University of Texas MD Anderson Cancer Center
Houston, Texas
+1 844.269.5922 • *mdanderson.org*

UC Davis Comprehensive Cancer Center
Sacramento, California
+1 916.734.5959 • +1 800.770.9261
health.ucdavis.edu/cancer

UC San Diego Moores Cancer Center
La Jolla, California
+1 858.822.6100 • cancer.ucsd.edu

UCLA Jonsson Comprehensive Cancer Center
Los Ángeles, California
+1 310.825.5268 • uclahealth.org/cancer

UCSF Helen Diller Family
Comprehensive Cancer Center
San Francisco, California
+1 800.689.8273 • cancer.ucsf.edu

University of Colorado Cancer Center
Aurora, Colorado
+1 720.848.0300 • coloradocancercenter.org

University of Michigan Rogel Cancer Center
Ann Arbor, Míchigan
+1 800.865.1125 • rogelcancercenter.org

University of Wisconsin Carbone Cancer Center
Madison, Wisconsin
+1 608.265.1700 • uwhealth.org/cancer

UT Southwestern Simmons
Comprehensive Cancer Center
Dallas, Texas
+1 214.648.3111 • utsouthwestern.edu/simmons

Vanderbilt-Ingram Cancer Center
Nashville, Tennessee
+1 877.936.8422 • vicc.org

Yale Cancer Center/Smilow Cancer Hospital
New Haven, Connecticut
+1 855.4.SMILOW • yalecancercenter.org

Comparta su opinión con nosotros.

Complete nuestra encuesta y contribuya para que NCCN Guidelines for Patients sea mejor para todos.

NCCN.org/patients/comments

Notas

Índice

Made in the USA
Monee, IL
05 November 2026

67386677R00048